안 아프게 백년을 사는
생체리듬의 비밀

Vom richtigen Umgang mit der zeit

안 아프게 백년을 사는
생체리듬의 비밀

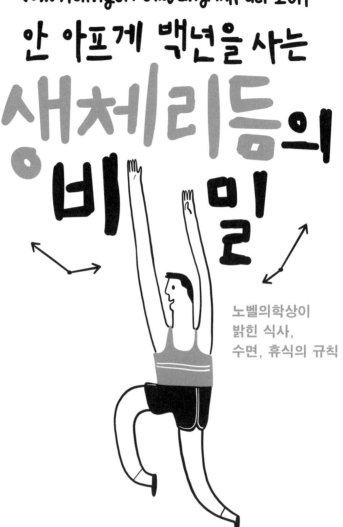

노벨의학상이
밝힌 식사,
수면, 휴식의 규칙

막시밀리안 모저 지음 | 이덕임 옮김 | 조세형 감수(경희대학교 생체시계연구실 교수)

추수밭

감수의 글

"아주 우울한 나날들이 우리 곁에 오래 머물 때 우리 이제 새벽 강을 보러 떠나요. … 흘러가도 또 오는 시간과 언제나 새로운 그 강물에 발을 담그면 강가에는 안개가, 안개가 천천히 걷힐 거요(정태춘·박은옥,〈북한강에서〉)."

대학 시절, 친구가 생일 선물로 준 엘피판에서 처음 들은 노래를 다시 떠올려 봅니다. 휴대폰도 없고, 컴퓨터가 있는 집조차 찾기 어려웠던 그 시절, 책을 뒤적이다 잠자리에 들 무렵이면 늘 이 엘피판을 걸어 놓고 조용히 머릿속으로 따라 부르다 어느새 잠이 들곤 했습니다. 수백 번을 되뇌고 음미했던 이 노래가 다시 떠오른 것은 빛과 기상 치료에 관한 생체시계의 연구 결과를 접했을 때였습니다.

"하면 된다!", "빨리빨리!", "살아남자!"…….

경쟁에 내몰리고, 늘 시간에 쫓기는 현대인들에게 편안한 잠자리나 고요한 명상의 시간은 그저 '배부른 자의 사치'일지도 모릅니다. 밤을 새워서라도 무언가를 해내야 하고, 잠을 줄여야 성공한다는 말이 귀에 박혔으며, 성과, 실적, 성적에 대한 압박이 우리를 짓누릅니다. 그래서 우리에게는 '잠 못 이루는 밤'이 낯설지 않고, 늘 머릿속은 뿌연 안개가 낀 것만 같습니다. '불면과 우울', 과연 이보다 현대인의 삶을 한마디로 특징지을 수 있는 말이 또 있을까요?

불면과 우울은 늦게 잠자리에 드는 것과 관련이 깊습니다. 현대인에게 만연한 불면증이나 우울증을 개선할 수 있는 가장 좋은 방법을 아시나요? 바로 자신의 생체리듬을 정상으로 회복하는 것입니다. 늦춰진 수면 시간을 다시 앞으로 당기는 것. 이 방법은 이제까지 나온 어떤 약물치료보다도 좋은 효과를 보였습니다.

연구자들이 사용한 방법은 일명 '빛 치료light therapy'라고 불리는 방법으로 하루 중 이른 아침 시간에 강한 빛에 노출하는 것입니다. 이른 아침 시간에 빛에 노출되면 생체시계가 앞으로 당겨지도록 재설정이 됩니다. 아울러 잠에 빠져드는 시간도 점점 앞으로 당겨집니다.

비싼 빛 치료 기구를 구입할 필요도 없습니다. 정태춘 씨가 노래했듯이 새벽 강을 보러 굳이 떠날 필요도 없습니다. 힘들더라도 새벽에 일어나 싱그러운 아침 햇살이 떠오르는 것을 바라보는 습관을 들이는 것으로 충분합니다. 머릿속 안개가 걷히는 기분을 만끽해 보시면 어떨까요?

2017년 세 명의 과학자가 노벨생리의학상을 수상하면서 이제 '생체시계'는 일반인에게도 낯선 단어는 아닙니다. 하지만 생체시계에 대한 연구가 우리에게 어떤 의미를 주는지 제대로 알고 있는 사람은 거의 없습니다. 우리에게 너무 익숙해진 산업화와 인공조명의 발달이 드리운 그늘이라고 할 수 있죠.

지구상에 생명체가 탄생한 이래로 해는 뜨고 졌으며, 하루를 주기로 하는 규칙적인 환경의 변화가 생명체의 몸속에 아로새겨졌습니다. 언제 무엇을 하는 것이 가장 좋은지 자연은 알고 있습니다. 우리 인간도 예외는 아닙니다.

최근의 연구 결과들은 내 몸속 생체시계가 얼마나 중요한지 알려 줍니다. 생체시계를 이루는 유전자가 작동하지 못하게 한 상태에서 실험한 결과나, 지속적으로 생체시계가 교란되는 사람들(예를 들어 야간근무나 교대근무를 오랫동안 한 사람)을 연구한 결과가 이를 웅변합니다. 생체시계의 파괴나 교란은 암, 비만, 고혈압, 이형당뇨병, 노화의 가속, 불임, 면역기능 저하, 수면장애, 각종 정신질환으로 이어집니다. 거꾸로 말하면 우리 몸에서 정상적으로 작동하는 생체시계가 이런 만성질환이 일어나지 않도록 막아 주고 있는 셈입니다.

이 책의 저자 막시밀리안 모저는 우리가 그동안 잊고 살았던 자연의 리듬, 생명의 리듬으로 우리를 안내합니다. 저자가 제안했듯이 차분히 주위를 둘러보면 하루, 한 주, 한 달, 일 년의 변화를 알아차릴 수 있습니다. 아울러 이런 변화가 우리에게 어떤 의미이며, 우리의 건강이나 행복과 얼마나 밀접한 관련이 있는지 깨우치게 됩니다. 또 우리가 잃어버린, 혹은 잊고 살았던 리듬을 회복할 수 있는 방법도 알 수 있습니다.

마지막으로 이솝 우화의 경구를 한 단어만 고쳐서 이 책을 요약할까 합니다. 잃어버렸던 생명의 장단에 맞추어 춤을 춰 보면 어떨까요?

"Slow and rhythmic wins the race."

인생에는 독특한 리듬이 있다.
우리는 이 리듬의 아름다움을 깨달아야 한다.

린위탕林語堂(중국의 소설가 · 문명비평가)

목차

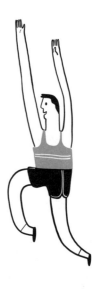

1장 일상의 흐름에서 평생의 주기까지 생체리듬의 세계

2장 나만의 리듬으로 시작하는 건강하고 탄력 있는 삶

3장 리듬 있는 생활을 위한 도구와 자원

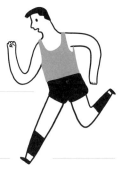

저자 서문

그러므로 시간은 무엇인가?
누구도 묻지 않는다면 나는 안다.
하지만 그것을 설명해야 한다면
나는 모른다.

성 아우구스티누스St. Augustinus

1982년 어느 서늘한 봄날 저녁, 나는 란강 유역의 교육 도시 마르부르크Marburg에 있는 슐로스베르크Schlossberg에서 이후 내 삶을 결정지을 만남을 가졌다. 서쪽 하늘의 저녁노을을 등진 채 매우 꼿꼿하고 키 큰 남자가 내 쪽으로 다가왔다. "힐데브란트Hildebrandt입니다!" 사내는 내 얼굴을 들여다보며 굳게 악수를 했다. "당신이 우리를 위해 길을 발견했다니 너무 기쁩니다!" 이전에도 편지를 몇 통 주고받았지만 동료들과의 회의에서는 한 번도 그를 본 적이 없었다. 이제 드디어 그의 책을 읽으며 품었던 여러 의문에 대해 질문할 수 있게 된 것이다.

우리는 슐로스가스토프Schlossgasthof 식당에서 디저트를 앞에 놓고 앉아 있었다. 힐데브란트가 주문한 체리무스 디저트는 웨이터가 잊어버렸는지 끝내 나오지 않았다. 살면서 중요한 어떤 순간의 기억은 신기하게도 사진처럼 선명하게 남아 있다. 그날따라 나는 매혹적인 일을 아주 많이 경험했다.

당시 노르데르나이Norderney의 병원에 재직하던 프리트하르트 라슈케Friedhart Raschke 교수의 안내로 노동생리학과 재활 연구소 Institut für Arbeitsphysiologie und Rehabilitationsforschung를 둘러봤다. 거기서 인간의 생체리듬을 기록하고 분석하는 용도로 쓰이는, 예술의 경지에 오를 정도로 큰 용량을 자랑하는 컴퓨터—오늘날의 어떤 컴퓨터도 따라올 수 없는—도 봤다. 인간의 삶에서 비롯된 생체리듬이 과학적 연구의 주된 목적이었다. 군터 힐데브란트 Gunther Hildebrandt 연구소는 유럽에 최초로 만들어진 시간생물학 연구소로 생체리듬에 대한 연구에 주력하고 있었다. 힐데브란트 박사도 거의 평생을 생체리듬과 그것이 건강과 질병에 미치는 영향에 대한 연구에 매진해 왔다. 그는 음악적 재능이 뛰어난 연구자여서 예민한 기계장치로 체온이나 혈액순환, 심장박동과 같은 변수를 오랫동안 측정하면서 이 흐름이 그저 제멋대로의 변동이 아니라는 것을 잘 알고 있었다. 이는 생체에서 일어나는 하나의 리듬이었다. '삶은 그 자체가 리듬이다'라는 것이 그의 핵심적 통찰이었다. 리듬이 없다면 지속적이고 건강한 삶은 불가능하다.

힐데브란트 박사와의 만남은 내 연구 작업에 지대한 영향을 미쳤다. 당시 나의 주된 연구과제는 생체 순환 연구였는데 나는 전통적인 의학이 과연 환자들의 건강과 질병에 얼마나 큰 도움이 될지에 대해 심각한 의문을 갖고 있던 참이었다. 내가 보기에는 자가 치료 능력에 대한 의학적 관심도, 연구도 지나치게 적은 것 같았다. 주된 관심사는 생체에 미치는 약리적 효과에 관한 것이었다. 어떤 약품이 고혈압을 낮추는 데 도움이 될까? 혈압이 낮다면 올리는 약은? 인체에 대한 이와 같은 접근 방식이 너무나 잔인하고 폭력적으로 느껴졌기 때문에 나는 연구자로서 존재론적 고민에 심각하게 빠져 있었다.

그런데 '시간생물학'이라는 새로운 영역이 내 앞에 펼쳐졌다. 다시 말해 인간의 신체가 작동하는 과정, 즉 몸이 어떻게 활동하는지 직접 관찰할 수 있게 된 것이다. 과학철학에서는 자연과 인체의 활동을 아우르는 힘인 '역학적 지식'과 자연과 인간을 이해하는 데 필요한 힘인 '존재적 지식'을 구분한다. 역학적 지식은 오늘날에도 여전히 많이 요구되는데 자연과 신체를 장악해야 한다고 믿는 사람이 아직 많기 때문이다. 이 같은 방향에 바탕을 둔 과학과 이를 활용한 기술은 여러 가지 부작용을 낳기 마련인데 기후변화나 그에 따른 여러 가지 문제들도 그 예로 들 수 있다. 의학 분야에서는 다양한 질병을 치료하기 위한 '약제'가 개발되었다. 그러다 보니 인체의 자가 치유력을 과소평가하기에 이르렀다. 이와 관련된 문제는 여러 가지가 있는데 여기서는 세 가지만 거론하겠다.

첫째, 특정한 몸의 기능을 약물 성분으로 대체하려고 하다 보면 우리 몸은 자체적인 회복 능력을 잃게 된다. 원래 활발히 작동하고 있던 생체 시스템도 사용하지 않으면 퇴화하기 때문에 그 기능을 멈추게 된다.

둘째, 비상시에는 항생제로 몸을 보호할 수 있지만 항생제를 지나치게 많이 사용하거나 불필요하게 사용하면 부메랑이 되어 돌아올 수 있다. 오늘날 내성이 생긴 병원체로 인해 죽음에 이르는 사람이 상당히 많다. 또한 죽음에 이르지는 않았지만 내성이 생긴 병원체에 감염된 사람은 평생을 격리되어 살아야 한다.

셋째, 라이프스타일을 전지전능한 약품에 의존하다 보면 생체가 요구하는 것들에 눈을 감게 되고, 결국은 당뇨나 알츠하이머병처럼 수년 동안 고통을 견디며 강도 높은 의학적 치료를 필요로 하는 문명병에 걸리게 된다. 현대 의학은 그와 같은 '만성'질병을 강력한 약물로 어느 정도 완화할 수는 있지만 치료하지는 못한다. 의료계는 사실 주 고객이기도 한 환자들의 만성질환을 예방하거나 영구적으로 치료하는 일에는 별 관심이 없는 것처럼 보인다.

반면에 생체리듬을 유심히 살피고 그것을 바탕으로 합리적인 라이프스타일을 꾸려 간다면 인체의 자가 회복력이 엄청나게 커질 수 있다는 것을 시간생물학과 이를 활용한 여러 만성질환 치료법이 보여 준다. 생체 내부의 진자 활동이 가능해지면, 즉 자연스러운 생체리듬을 잘 다루면 몸의 기능도 훨씬 좋아진다. 여기에

바른 생활 습관이 더해지면 생체의 진동 효과가 더욱 커진다. 그러므로 생체의 진동 능력으로부터 몸의 안정과 건강이 얻어진다고 할 수 있겠다.

힐데브란트 교수와의 만남 이후 그의 개념이 실제 의학에서 매우 중요한 결실을 맺고 있다는 것을 다양한 과학적 연구 결과가 증명해 주었다. 그리하여 이제 우리는 건강을 향상시키고 질병을 치료할 수 있는 더 나은 방식을 갖게 되었다. 올바르고 건강한 삶의 방식과 시간생물학의 원칙이 결합될 때 몸과 마음이 건강한 상태로 장수할 수 있다. 물론 사고나 급성질환과 같은 비상시에는 의학적-약리적 도움을 받는 것은 적절하고 필요한 조치다. 하지만 우리 일상에서 생체리듬에 맞는 라이프스타일을 유지하는 것이 가장 중요하다. 생체리듬은 당신과 당신 가족, 우리 모두에게 있기 때문이다. 이 책은 생체리듬이라는 놀라운 세계와 생체의 자가 회복력을 여러분에게 소개하기 위해 쓰였다. 나중에 나는 생체리듬에 잘 맞고 건강한 삶을 영위하기 위해 독자 여러분이 할 수 있는 단순하고 효과적인 방법도 얘기할 것이다. 일상의 일은 더욱 쉬워지고 휴가는 더 즐거워질 것이다. 스트레스는 줄어들고 건강은 호전될 것이다. 여러분이 조금만 시야를 넓힌다면 이 책을 통해 생체리듬에 맞는 알찬 식습관과 함께 자신에게 맞는 올바른 먹거리를 찾을 수 있을 것이다.

과학계에서 새로운 관점이 등장하려면 시간이 필요하다. 힐데브란트의 연구 결과도 처음에는 그를 과학계의 왕따로 만들었다. 강의가 끝나고 나면 동료들은 "저 양반은 아무 데서나 조화로움을 찾는구먼!"이라며 그를 조롱했다. 당시 스물다섯 살의 청년이던 나는 공평한 관점을 원했고 과학계에 널리 퍼진 도그마를 받아들이기 전에 진실을 탐색해 보기로 했다. 나는 힐데브란트와 그의 연구소, 그의 작업을 존경했다. 힐데브란트는 평생 연구 활동을 하면서 지극히 윤리적이지 않다는 이유로 동물실험을 하지 않았다. 대부분의 다른 연구가들이 색다른 질병을 찾아내는 데 혈안이 되어 있을 때 그는 건강한 사람들을 대상으로 연구했다. 중세의 교회 심문자들이 갈릴레오와 과학자들을 대한 방식처럼 전통적인 의학계에서 자연요법이나 동종요법 의학을 일종의 주술로 취급할 때 그는 진지하게 이들 영역을 연구해 왔다.

그렇다면 힐데브란트의 생체리듬에 대한 접근 방식은 어째서 특별할까? 18세기에 프랑스의 지구물리학자 장 자크 도르투 드 메랑Jean Jacques d'Ortous de Mairan은 미모사가 낮에는 잎을 폈다가 저녁이면 오므리는 것을 발견했다. 드 메랑은 미모사 화분 몇 개를 완전히 어두운 실내에 옮겨 관찰해 보자는 뛰어난 발상을 내놓았는데 어둠 속에서도 미모사는 잎을 폈다가 오므리는 현상을 보였다. 식물 내부에서 스스로 발생하는 '내인성' 리듬이 처음으로 발견된 순간이었다.

어두운 실내에서 태양 빛을 차단한 상태에서 식물은 외부 환경과는 살짝 다르게 자체의 리듬을 따랐다. 이러한 하루 단위의 내부적 흐름을 약 200년 후 프란츠 할버그Franz Halberg가 일주기 리듬Circardian rhythm이라 칭했는데 이는 24시간으로 이루어진 일반적인 밤낮의 리듬과는 약간 달랐다.

놀라운 것은 이처럼 식물의 내부에 새겨질 만큼 자연에 매우 중요한 요소인 생체리듬에 대한 우리 인류의 지식이 1950년대까지도 거의 잊힌 채로 있었다는 것이다. 생체리듬은 모든 생물체에 미묘하게 어긋난 상태로 작용하다가 매일 아침 햇빛을 받으며 제자리로 돌아간다. 오늘날 우리가 알고 있는 것처럼 이 지구상에는 수십 수백억의 생체시계가 있으며 생체시계는 햇빛을 통해 바깥 세계와 소통하고 교류한다. 시계는 생체의 모든 세포에 존재한다. 외부의 차이트게버zeitgeber('시간을 제공하는 자'라는 뜻이며 '시간 신호'라고도 불린다-옮긴이)는 이 같은 생체 내부의 시계에 주의를 기울일 때도 있지만 그와는 다른 시간 구조를 강요하기도 한다. 후자의 경우 계속 반복되면 불쾌한 결과를 초래할 수도 있다.

반복되는 하루 일과 속 내부 시계 즉 일주기 생체시계는 우리 두뇌 속 핵을 통해 세포에 작용한다. 중추 생체시계는 코 뒤에 있는 뇌 시상하부의 시신경교차상핵suprachiasmatic nucleus(SCN)에 존재한다. 시신경에 매우 근접해 있는 것은 눈을 통해서 생체에서 가장 중요한 타이머 기능을 하는 빛을 받아들이기 때문이다.

차이트게버라는 개념은 독일의 시간생물학자 위르겐 아쇼프 Jürgen Aschoff가 1950년대와 1960년대—비틀스가 리버풀에서 초기 곡들을 발표한 때이기도 하다—에 뮌헨 근교의 안덱스Andechs 라는 곳에서 유명한 벙커 실험을 하면서 우연히 발견한 개념이다.

• 몸속 시계의 정확성

아쇼프의 학생들은 시계도 없이 외부와의 연락도 차단하고 자발적으로 몇 주 동안 벙커 안에서 지내기로 했다. 단 음식은 필요할 때만 개폐구를 통해 공급하기로 했다. 이 실험을 통해 처음으로 인간의 몸에는 햇빛을 받지 못할지라도, 즉 차이트게버가 없다 할지라도 24시간의 리듬과는 살짝 다르게 작동되는 내부 시계가 있다는 사실이 증명되었다. 이러한 내부의 일주기 리듬은 평균 24.86시간을 주기로 반복된다는 것을 피실험자 300여 명을 통해 확인할 수 있었다. 즉 미모사와 마찬가지로 실질적인 일주기인 24시간과는 살짝 어긋나는 것을 알 수 있었다. 또한 생체 안에 내부 시계가 존재한다는 것을 알 수 있었다.

아쇼프와 다른 시간생물학자들이 실시한 실험으로 내부의 생체리듬과 외부의 리듬이 분리될 때 우울증과 같은 정신이상 증세와 정신병적 징후가 나타날 수 있다는 것이 처음으로 밝혀졌다.

힐데브란트는 그와 동료들이 실시한 실험에 대해 나에게 말해 주었다. 매우 뛰어난 연구자인 한 동료가 고립된 방 안에 들어가 장기간 생활하는 실험을 했고 다른 연구자들은 이를 24시간 모니터링했다. 모든 것이 계획대로 잘 진행되는 것처럼 보였다. 규칙적으로 상황이 측정되었고 개폐구를 통해 음식이 제공되었으며 고립된 방에서 편지도 원활하게 왕래되었고 동료 심리학자들이 보기에도 프로토콜에서 이상 징후는 탐지되지 않았다. 그렇게 실험은 끝났다. 피실험자는 고립된 방을 나왔고 마침 크리스마스 휴가철이어서 며칠 동안 휴가를 떠났다. 연구자이면서 피실험자인 그는 휴가지에서 카드를 보내왔는데 벙커를 떠나 바깥 세계에 적응하는 데 한동안 시간이 걸렸다는 내용이 적혀 있었다. 또한 그는 고립 기간에 사람들에게 말하지 않은 사실을 동료들에게 털어놓았다. 갇혀 있는 동안 종종 부모님과 개가 찾아왔다는 것이다. 하지만 그들은 죽은 지 이미 몇 년이 지났다.

사회적으로 고립된 채 살다 보면 정신병적 증세가 나타날 수 있다는 설명도 이 경우에는 부분적인 이유에 지나지 않았다. 외부 리듬과의 차단이 정신의 불안정화에 중요한 역할을 했기 때문이다. 우울증이나 정신질환과 같은 정신병적 장애에는 종종 밤낮의 리듬이 뒤바뀌거나 불면증으로 시달리거나 하는 증세가 따른다.

우리 모두 소소하게나마 비슷한 경험을 한다. 지루한 날에는 모든 것이 끔찍하게 느껴지는 경험을 여러분도 모두 해 봤을 것이다. 아침 커피는 맛이 없고 파트너는 시큰둥하게 대답도 잘 하지 않으며 사무실 사람 모두가 나를 무례하게 대한다. 과학자들은 실제로 11월이 가장 지루할 뿐 아니라 기분도 가장 가라앉는 달이라는 사실을 밝혀냈다. 줄어든 햇빛은 기쁨과 삶의 활력 그리고 흥미를 같이 앗아 간다. 5월의 빛나는 아침과는 너무도 다르다. 5월에는 커피도 맛있고 파트너와의 대화도 즐겁고 사무실의 모든 것이 활력 넘친다. 햇빛은 우리에게 심오한 생리학적, 정신적 변화를 일으키는 힘인데 대부분 긍정적인 요소로 작용한다.

• 피로한 빛, 피로하지 않은 빛

빛은 가장 중요한 시간 제공자라고 할 수 있는데 최근까지의 수많은 연구 결과가 이를 거듭 확인시켜 준다. 이미 1960년대에 미용상의 이유로 안구를 제거한 시각장애인들에게서 간헐적인 두통이나 우울증, 수면장애와 같은 식물신경계 장애가 발생한다는 것이 밝혀졌다. 몇 년 전 그 원인을 밝히는 과정에서 과학적으로 충격적인 사실이 발견되었다. 오로지 빛을 지각하기 위해 존재하는 시각적 광색소가 눈에서 발견된 것이다. 소위 멜라놉신 melanopsin(그리스어로 '검은 시각 색소'라는 뜻이다)이라고 불리는 이 색소는 그 전까지는 남조류나 일부 식물에서만 존재하는 것으로 알려졌는데 녹색과 청색 범위 내의 단파광에 특히 예민하게 반응하는 것으로 밝혀졌다. 이 색소를 담고 있는 신경세포는 오랫동안 잘 알려진 망막 속의 막대세포(간상세포)나 원뿔세포(원주체)와는 다른 것으로서, 눈에 띄지 않는 안저의 신경 끄트머리에 있으며 광민감성 세포로서 두뇌의 시신경교차상핵에 신호를 보낸다는 것이 밝혀졌다. 이 신경세포의 역할은 내부의 시계와 외부의 빛과 일정을 일치시키는 것이다. 최근 연구를 통해 안구에 새로운 감각 세포가 존재한다는 사실이 밝혀졌는데 처음 안구에서 감각세포가 발견된 것은 1880년이었다. 새로운 감각세포가 뒤늦게 발견된 것은 우리가 빛에 대한 감각을 의식하지 못하고 살았기 때문일 것이다. 시각장애인조차도 생체리듬을 외부의 빛의 리듬과 일치시키는 능력을 가지고 있지만 그것은 의식적인 감지가 아니라 식물신경계와 생체리듬이 무의식적으로 작용하기 때문에 가능하다.

이 시각세포는 선사시대의 유물이라는 점이 확실하다. 생물체가 의식적으로 빛을 받아들이기 전에 멜라놉신은 남조류를 비롯한 여러 원시 생물의 세포 기능을 조절하고 생체시계를 안착시켰다. 이 새로운 시각 색소에 대한 연구가 그 전에는 이루어지지 않아서 멜라놉신의 발견과 함께 과거 인체에 대한 광민감성 척도도 더 이상 유효하지 않게 되었다. 밤이 오고 수면 상태에 들면 건강한 인간의 몸에서는 멜라토닌melatonin이라는 특별한 호르몬이 생성되어 인체에서 다른 중요한 기능을 수행한다. 멜라토닌은 최고의 항산화물질로서 세포 파괴와 노화 등을 유발하는 활성산소로부터 우리 몸의 조직을 보호해 준다. 또한 우리 몸을 피곤하게 만들어 수면장애와 시차증 등을 극복하게 해 준다. 1990년대에 과학자들은 멜라토닌이 밝은 빛에 억제되는 현상을 발견했다. 낮에는 활기와 에너지가 넘쳐야 하므로 당연한 일이다. 멜라토닌 억제 수치를 측정하기 위한 첫 번째 실험에서 연구자들이 붉은 전구를 사용했는데, 매우 밝은 사무실의 조도와 같은 1,000럭스 이상의 전구를 사용했고 멜라토닌이 감소되는 것을 확인했다. 그다음에는 1998년에 새롭게 발견한 멜라놉신 시각 색소가 유독 민감하게 반응하는 청록색 전구를 사용해 다시 한번 실험을 했다. 그런데 어떻게 된 영문인지 건강을 위해 아주 중요한 멜라토닌이 밤에 생성되는 것을 억제하는 데는 1,000럭스의 조명조차 필요하지 않았다. 매우 약한 3럭스의 청록색 불빛으로도 충분했다. 이는 달빛보다 살짝 밝은 정도다. 이 주제에 관한 의학 전문 서적을 모두 재검토해야 할 발견이었다.

이 결과는 우리의 일상이나 웰빙과 매우 밀접한 관련이 있다. 아무리 약해도 한낮의 빛과 같은 조명은 잘못된 시간—가령 새벽 2시와 같은 시간—에 망막에 닿으면 우리 몸의 리듬을 심각하게 방해한다. 저녁이 되어 어둠이 내리면 우리 몸은 더 많은 멜라토닌을 생산하는데 멜라토닌이 수면을 원활하게 하고 체내 혈액과 조직 속의 활성산소를 파괴한다. 한밤중에 TV를 몇 분 시청하거나 침실이나 침대에 에너지절감 램프를 켜 두는 것만으로도 멜라토닌 생산량이 급격히 감소할 수 있으며 생체리듬과 밤에 이루어지는 재생 활동을 방해할 수 있다. 이는 욕실이나 침실에 야간 조명을 설치하는 것이 과연 바람직한지를 질문하게 한다. 형광등이나 청록색의 에너지절감 램프 등은 멜라토닌 감소에 큰 역할을 한다. TV 화면이나 컴퓨터 화면도 마찬가지다. 일반 전구나 할로겐 빛은 상대적으로 밤에 켜 놓을 때 우리 몸의 리듬을 그리 심하게 방해하지는 않는다. 다른 장에서 여러분은 일반 전구를 사용하고 저녁 시간에 TV 화면이나 컴퓨터 화면을 덜 들여다보는 것만으로도 삶의 리듬을 훨씬 더 건강하게 만들 수 있음을 알게 될 것이다.

내 생각이 현대식 삶에 익숙한 여러분들에게는 과장되게 여겨질 것이다. 하지만 전깃불이 두어 세대 전만 해도 존재하지 않았다는 사실을 기억해 보라. 우리의 증조부모님들은 닭 우는 소리에 일어나서 해가 지고 나서 얼마 되지 않아 잠자리에 들었다. 19세기 말에 들어서야 몇 개 도시에 가스등이 나타났다. 그 전까지 혹은 그 후에도 시골에서는 여전히 촛불이나 송진을 이용한 횃불을 사용했고 난로나 모닥불 등을 이용해 어둠을 밝혔다. 붉고 노란 불빛은 우리의 생체리듬을 해치지도 멜라토닌의 생성을 방해하지도 않는다. 방 안의 불빛이 노란색이고 청색 화면을 들여다보지 않는다면 우리는 더 쉽게 피곤함을 느낄 것이다. 사실 우리 선조들이 200만 년 전에만 해도 모닥불 주위에서 잠을 청했다는 사실을 상기한다면 매우 당연한 현상이다. 그럼에도 상대적으로 짧은 시간 안에 우리 삶의 조건은 완전히 바뀌어 버렸다.

» 무엇이 생체리듬을 파괴하는가

2000년 아이슬란드 항공사가 용역 의뢰한 연구 결과가 과학계를 발칵 뒤집어 놓았다. 아이슬란드 항공사는 조종사들의 발암률이 높고 특히 흑색종이라고 하는 피부암의 발병률이 높다는 것에 주목했다. 비행고도가 높은 곳에서 소위 우주방사선에 잘 노출되어 발암의 주요 원인이 되었을 것이라는 추정이었다. 이들은 또 실험에서 남북으로 비행하는 조종사 그룹과 동서로 비행하는 조종사 그룹을 나누어 질병 현상을 관찰했다. 처음에는 아프리카 쪽으로 비행하는 조종사들이 아프리카 해변에서 쉬는 동안 색소가 부족한 아이슬란드인들에게 해로운, 뜨거운 태양 빛에 많이 노출되면서 발병률도 높을 것이라고 추측했다. 즉 남북으로 비행하는 조종사들이 동서로 비행하는 조종사들보다 암의 위험에 더 많이 노출되어 있다고 봤다.

하지만 동서로 비행하는 조종사가 남북으로 비행하는 조종사보다 암 발병률이 다섯 배나 높은 것으로 밝혀졌다. 암의 위험성을 높인 것은 아프리카의 뜨거운 자외선이 아니라 여러 시간대를 통과하면서 겪게 되는 '시차'라는 것이 분명해졌다. 이는 피부병도 마찬가지였다. 그 직후에 여러 국제 연구 팀이 야간근무 노동자와 교대근무 노동자를 대상으로 연구했는데 여기서도 교대근무를 하면서 생체리듬이 깨지는 것이 암의 발병 위험을 높이는 것으로 밝혀졌으며 특히 유방암 발병률이 높았다. 최소 몇 년 이상 야간조로 근무한 여성의 경우 평생에 걸쳐 유방암이 발병할 위험이 14건의 연구 결과를 종합하면 평균 50퍼센트 이상으로 밝혀졌다. 유방암이 가장 흔한 암이라는 것을 전제로 하면 이와 같은 증가율은 극적이다. 유럽 여성 100명 중 평생 한 번이라도 유방암이 발병하는 여성은 10~13명이다. 그에 반해 일본 여성은 100명 중 2, 3명에 지나지 않는다. 왜 그럴까?

일본에서는 여전히 많은 사람이 생체리듬에 맞는 생활을 하고 있는데 이는 일본인의 생활방식의 한 부분이다. 히로시마의 원자폭탄에서 방사선에 노출되고도 살아남은 여성들의 경우 일본 평균보다 두 배가 넘는 유방암 발병률을 보였는데 그래도 유럽이나 미국 여성과 비교할 때 절반에 지나지 않았다. 일본의 전통적인 식습관과 생체리듬에 맞는 라이프스타일은 분명 일본 여성들의 낮은 암 발병률에 중요한 역할을 하는 것으로 보인다.

남성들 사이에서 가장 흔한 암인 전립선암에 대한 연구도 비슷한 결과를 보여 준다. 야간근무와 교대근무를 하는 직장인의 암 발병률이 상대적으로 높다. 유방암과 전립선암은 모두 성호르몬의 영향으로 발생하는데 야간근무나 교대근무로 인한 호르몬 교란이 생체에 나쁜 영향을 미치는 것이다. 그뿐 아니라 야간근무나 교대근무로 인해 심근경색이나 지질대사 이상이 발생할 확률이 50퍼센트 정도 증가한다.

흥미로운 것은 규칙적으로 야간근무를 하는 경우에는 부정적인 영향이 거의 없다는 점이다. 가령 항상 밤에 일하는 야간 배달원의 경우 암 발병률이 증가하지 않았다. 즉 근무시간이 계속 바뀌는 환경이 가장 몸에 해롭다. 끊임없이 새로운 환경에 적응하느라 몸이 조절 기능을 잃게 되고 생체의 개별적인 리듬이 조화와 통합을 이루지 못하게 된다. 그 결과 신체 기관이 서로의 목소리를 듣지 못하고 소통을 할 수 없게 된다. 이 현상을 암에 걸린 환자들에게서 볼 수 있다. 독일의 여러 암 전문병원과 합동으로 실시한 연구에서 병이 심해질수록 암 환자들의 생체리듬이 매우 심하게 교란되고 약해지는 것을 볼 수 있었다.

야간근무와 교대근무도 생체리듬에 매우 중요한 영향을 미친다. 최근 많은 기업에서 이루어지고 있는 반복되는 3교대근무보다는 규칙적으로 더 긴 시간 야간근무를 하는 것이 오히려 인체에 덜 해롭다는 것이 밝혀졌다. 3교대근무의 경우, 신체조직은 새로운 시간대에 겨우 적응하자마자 다시 근무시간대가 바뀌면 큰 혼란을 겪는다. 노동자의 건강을 해치는 것보다 어느 정도의 급여를 포기하는 것이 오히려 더 합리적일 수 있다는 사실을 노조 단체도 모르는 경우가 많다. 그러므로 생체의 흐름에 대한 전반적인 교육이 시급하다.

이 모든 것이 인간의 건강에 생체리듬이 미치는 영향이 얼마나 큰지를 웅변한다. 우리의 증조부모님들은 시차에 시달리지도 한밤중까지 TV나 컴퓨터 앞에 앉아 있지도 않았고, 야간근무나 교대근무도 몰랐으므로 변함없는 일상의 리듬 속에서 살 수 있었다. 최근에 와서야 생체리듬의 중요성이 각광받는 이유도 바로 이 때문일 것이다. 달라진 현대의 삶의 조건으로 인해 과학이 생체리듬의 중요성에 주목하게 되었다. 괴혈병(비타민 C 결핍증)이나 각기병(비타민 B 결핍증), 구루병(비타민 D 결핍증)과 같이 각종 비타민 결핍 증세를 통해 비타민의 중요성이 발견된 것과 마찬가지다.

2004년, 우리는 그동안 수집한 자료들을 그라츠Graz에서 열린 국제회의에서 발표했고 2006년에는 저명한 학술지《암의 원인과 제어Cancer Causes & Control》에 논문을 발표했다. 이 논문 발표를 바탕으로 2007년에는 세계보건기구의 산하 조직인 국제 암연구기관International Agency for Research on Cancer(IARC)에서 '생체리듬을 교란시키는 야간근무와 교대근무'를 '발암 요인'의 하나로 구분했다. 이 같은 분류는 2009년에 이르러 덴마크에서 실질적인 영향력을 보였다. 야간근무와 교대근무를 했던 유방암 환자 40여 명이 덴마크 정부로부터 각각 10만 유로의 보상을 받게 된 것이다.

독일어권 기업들이 이 연구 결과에 거의 관심을 두지 않는다는 것은 놀라운 일이다. 노동자들에게 더 이상 악영향을 끼치기 전에 야간근무나 교대근무의 환경을 개선하기 위한 조치가 이루어져야 한다. 현재의 상황은 흡연의 해악이 처음으로 조명되던 때를 상기시킨다. 연구 결과에 따른 예방 조치를 마련하는 대신 그

분야에 전념한 연구자들을 강하게 비판하고 회의의 시선으로 대하는 것이 그 일례다.

연구 결과는 실제로 아주 먼 곳까지 영향을 미친다. 야간근무나 교대근무를 하지 않아도 늦게까지 TV를 시청하거나 밤새워 컴퓨터게임을 하는 것은 어떨까? 오늘날 많은 이들이 아침이 밝아올 때까지 이와 같은 활동을 하면서도 그것이 건강에 미치는 악영향을 간과하고 있다. 우리의 생물학적 주기도 TV나 스마트폰 화면에서 나오는 빛의 영향을 받아 멜라토닌의 생산을 억제한다. 멜라토닌이 활성산소로부터 우리 몸을 보호하고 세포가 빨리 노화되는 것을 방지하는 역할을 하므로 멜라토닌이 원활하게 분비될 수 있도록 활동을 조절해야 한다. 일상에서 리듬을 지키기 위한 방법을 다루는 1장에서 나는 저녁에 TV나 컴퓨터를 멀리하지 않고도 리듬을 유지할 수 있는 방법을 알려 주겠다. 거듭 말하지만 생체리듬에 대한 지식은 우리의 건강을 나아지게 하는 데 여러모로 도움을 줄 것이다.

» 리듬은 아침형·저녁형 인간을 가리지 않는다

종달새족이라 불리는 아침형 인간 또는 올빼미족이라 불리는 저녁형 인간에 대해 누구나 들어 봤을 것이다. 실제로 보통 사람들보다 일찍 일어나서 활기차게 아침을 시작하는 사람들이 있다. 이들의 활동은 오전에서부터 정오까지 최고조에 이른다. 반면 어떤 사람은 아침에 일어나는 것을 힘들어하며 저녁이나 밤에 효율적으로 활동한다.

파티에 가면 종달새와 올빼미를 쉽게 구별할 수 있다. 종달새는 밤 11시쯤이면 피곤함에도 사람들 눈에 띄지 않게 주인이 정리하는 것을 도와주는 타입이다. 반면 올빼미는 이 시간이면 활기가 넘친다. 이들에게는 파티가 막 시작된 것이다.

우리 가운데 3분의 2 정도는 양극단이 아닌 중간 영역에 속한다. 이들은 시간생물학과는 '무관한 타입'으로 균형 잡힌 생체리듬을 가지고 있으며 아침이든 저녁이든 상관없이 일할 수 있다. 시간생물학과 무관한 타입은 물론 밤보다는 에너지가 활발한 낮 시간을 선호하지만 아침 혹은 저녁 시간과 같은 특정 시간대에만 극단적으로 집중하지 않고 훨씬 유연하게 대처할 수 있다. 이들은 필요하다면 시간대를 바꿔 적응하는 능력이 뛰어나다.

당신이 어떤 타입에 속하는지 정확히 알고 싶다면 혼-외스트베르그Horne-Östberg 설문지에 답해 보라.* 설문지는 당신의 시간별 활동 패턴에 대한 19가지 질문을 담았다. 하지만 힐데브란트는

---

* 자신이 종달새인지 올빼미인지를 웹사이트에서 확인할 수 있다. 스위스 방송국에서는 설문과 그 결과, 그리고 해석을 사이트에 올려 두었다.
www.srf.ch/content/download/5843994/76362286

한 가지 질문에 대한 대답만으로도 어떤 타입인지 알 수 있다고 나에게 말했다. '당신은 아침형인가, 저녁형인가?'라는 질문에 확실하게 대답할 수 있다면 당신은 종달새나 올빼미 중 하나다. 그렇지 않으면 당신은 다수를 차지하는 무관한 타입에 속한다.

당신이 아침형 타입이라면 되도록 야간근무나 교대근무는 하지 말고 오전에 활발하게 일할 수 있는 분야에서 일하기를 권한다. 아침형 인간이 야간 교대근무를 하게 되면 생체리듬이 심각하게 교란되어 대개 몸이 아프거나 일찌감치 일을 포기하게 된다. 반면 저녁형 인간은 야간근무나 야간 교대근무를 훨씬 편하게 받아들일 뿐 아니라 시간을 활용하는 데 더욱 용이한 야간근무를 선호하기도 한다.

배우자 선택에서도 아침형 인간인지 저녁형 인간인지를 파악하는 것은 매우 중요한데 대조적인 타입이 짝을 이루면 갈등이 생길 수밖에 없기 때문이다. 아침형 인간은 주말 아침에 일어날 기미를 보이지 않는 저녁형 인간을 게으르다고 여긴다. 저녁형 인간은 파티를 멀리하거나 밤늦게 영화 보는 것도 싫어하는 아침형 인간을 김새는 타입이라고 생각한다. 그러므로 서로에 대한 이해를 높여 가는 것이 두 사람의 관계에서 중요하다.

당신의 배우자가 반대되는 타입이라고 해서 나쁜 것은 아니며 그저 성향이 다를 뿐이다. 다행히 종달새형이나 올빼미형 인간은 다수가 아니며 많은 사람이 상대의 조건에 유연하게 대처할 수 있는 무관한 타입이다. 종달새나 올빼미의 경우 상대가 원하는 방식을 인정하고 자신의 방식을 요구하지 않는 것이 중요하다. 물론 이는 어느 정도 서로 간의 노력이 필요한 일이다.

행복은 밀도의 문제가 아니라
균형, 질서, 리듬, 그리고 조화의 문제다.

토머스 머턴Thomas Merton(미국의 수도사·문필가)

1장

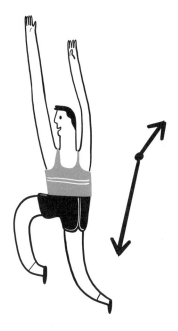

일상의 흐름에서
평생의 주기까지
생체리듬의 세계

판타 레이Panta Rhei, 모든 것은 흐른다.

에페소스의 헤라클레이토스Heraklit von Ephesos

인간이나 자연과 마찬가지로 지구의 기후도 뚜렷한 리듬을 가지고 있다. 6만 년 전 오늘날 사하라Sahara로 불리는 지역에서 발생한 기후 조건으로 인해 지금은 사막에 지나지 않은 땅이 푸르고 비옥한 곳으로 달라져 있었다. 15만 년 전부터 사람들은 사하라 남쪽에 살았는데 이미 그곳에는 오늘날과 같은 발전된 형태의 삶의 터전이 일구어져 있었다. 당시 북쪽인 중앙유럽의 알프스 전역에 두꺼운 얼음 장막이 덮여 있었다. 새로운 기후 조건이 만들어지자 인구 과밀 지역을 벗어나 새롭게 녹지가 형성된 사하라 지역에서 새 삶의 터전을 찾으려는 사냥꾼과 수렵인 무리가 사하라 북쪽으로 길을 열었다. 이로써 오늘날의 인류로 이어지는 이야기가 시작되었다. 한 무리는 계속 북쪽으로 전진해 초기에는 소아시아 지역에 정착했고 이후 남유럽으로 진출했다. 하지만 사하라 지역에 새로운 건기가 출현하면서 돌아오는 길이 막혔다. 소아시아로 진출했던 다른 무리는 중앙아시아와 남아시아로 계속 여행했다. 그중 한 무리는 섬을 통과해서 오스트레일리아 대륙까지 도달했다. 하지만 빙하기 내의 마지막 빙기에 시베리아에서 살던 인류가 베링해협을 거쳐 북미로 이동하고 이후 해안 지역을 따라 남미로 가기까지는 그 후 4만 년이 지나야 했다.

오늘날 블라우보이렌Blaubeuren이라 불리는 지역 근교의 가이센클뢰스테를레Geissenklösterle 동굴 앞에서 어느 날 초기 인류 중 한 사람이 백조 날개의 뼈를 다듬고 있었다. 그는 세심한 손길로 부서지기 쉬운 뼈를 어루만지며 구멍을 뚫고 입김을 불어넣는 취구吹口를 만들었다. 얼마 후 뼈피리를 불어 본 그는 결과에 매우 흡족해했다. 이 백조의 뼈로 만든 피리는 4만 년이 지난 1992년에 가이센클뢰스테를레 지역 발굴 팀이 발견했으며 인류가 만든 최초의 악기 중 하나로 알려지게 되었다. 빙하기에 아프리카가 아닌 유럽 지역에서 인류의 최초 악기가 만들어진 것이다. 현대에 와서 백조 뼈로 복제 악기를 만들어 연구해 본 결과 구석기 초기에 만들어진 이 뼈피리는 연주하는 데 아무런 문제가 없으며 오음계로 조율되어 있다는 것이 밝혀졌다. 한 옥타브가 다섯 음으로 이루어진 이 음계는 소리 배열이 매우 자연스럽다는 커다란 장점을 가지고 있다. 나는 학교에서 이 음계가 초기 그리스 음악의 형식이라고 배웠지만 이집트에 갔을 때 다른 이야기를 들었다. 카이로의 헬리오폴리스Heliopolis 대학의 학장이던 이브라힘 아볼레이시Ibrahim Abouleish 박사의 초청으로 이루어진 강연에서 열정적인 아랍 청중 앞에서 내가 오음계에 대해 이야기하자 이들은 즉시 잘 알고 있다는 듯이 웅성거렸다. "아랍 음악 얘기군요!" 이후 나는 유럽의 중국 식당에서 배경음악으로 나오는 중국 음악을 통해 중국 음악도 오음계에 속한다는 것을 알게 되었다. 분명 빙하기의 인류도 이 음계를 알고 있었고 좋아했으며 그에 따라 악기를 조율했을 것이다. 여기서 분명히 알 수 있는 것은 수만 년 동안 이어진 인류와 음악, 그리고 리듬 사이의 관계다.

» 리듬은 어디에나 있다

대학교 시절부터 나는 국가 발전 계획에 관심이 많았는데 그로 인해 졸업 무렵 케냐의 남쪽에 자리 잡은, 물질적으로 궁핍한 나라 탄자니아Tanzania에 대한 연구 프로젝트의 일원으로서 참여할 수 있었다. 덕분에 우리는 평범한 관광객은 절대 갈 수 없는 흥미로운 지역들을 개발자들과 함께 방문할 수 있었다. 우리는 맨발로 우삼바라Usambara산맥('우삼바라 바이올렛'이라는 아름다운 꽃의 산지로 유명하다)을 넘어 여전히 둥근 모양의 오두막으로 이루어진 전통 마을을 방문했다. 그곳에서 우리는 점심을 준비하는 젊은 여성 두 명을 보게 되었다. 한 사람은 아직 아이티를 벗지 못한 소녀였고 다른 사람은 아이를 등에 업은 젊은 엄마였다. 이들은 이 지역의 주식인 흰 옥수수를 나무로 만든 커다란 절구에 넣고 두 개의 커다란 절굿공이를 이용해 리드미컬하게 빻고 있었다. 이들이 힘든 육체노동을 해내는 방식은 가히 매혹적이라 할 만했다. 이들은 절구질을 하면서 노래를 부르고 절굿공이가 가장 높이 올라오는 지점에서는 손뼉을 쳤다. 또한 우리를 보자 웃음꽃을 피우며 계속 일을 해 나갔다. 그 나라에서는 무슨 일이든 리듬과 웃음이 함께한다는 느낌이 강하게 들었다. 사람들은 일을 하면서 노래를 부르고 노래의 리듬에 맞춰 몸을 흔드는 것으로 힘든 노동의 노고를 풀었다.

일을 마치고 집으로 돌아오는 유럽이나 일본 혹은 미국의 노동자들과 얼마나 다른가! 지치고 슬픈 얼굴로 지하철을 타기 위해 서둘러 에스컬레이터를 타는 이들의 얼굴에서 웃음이라고는 거의 찾아볼 수 없다. 나는 이 현상을 탐구하기 위해 파리와 비엔나, 뉴욕과 도쿄의 지하철역을 일부러 찾아가서 에스컬레이터를 타고 내리는 사람들을 가만히 관찰해 봤다. 나를 괴롭히는 질문은 이것이었다. 도대체 무엇이 잘못되었기에 북구와 서구의 우리는 노동에서 기쁨을 얻지 못하는가?

어쩌면 우리도 기존의 작업환경을 새롭게 디자인하고 기술자

뿐 아니라 예술가가 작업 도구를 만드는 일에 대해 의논해야 하지 않을까? 컴퓨터 키보드를 두드리며 글을 쓰는 동안 노래를 부르는 사람을 나는 한 번도 본 적이 없으며 나조차도 그런 생각을 해 본 적이 없다.

오늘날 전통문화가 지배적인 곳에서 볼 수 있듯 리듬은 인류의 초기 문화에서 분명 중요한 위치를 차지했을 것이다. 리듬은 하루와 한 달, 일 년의 주기뿐 아니라 인간의 평생 주기를 설계해 왔다. 일의 과정에서 울려 퍼지는 공명resonanz(라틴어 '레소나레 resonare'는 '다시 울린다'라는 뜻이다)을 통해 리듬은 육체노동을 한결 수월하게 만든다. 앞에 언급한 절굿공이와 같은 도구는 노동을 위한 도구이기도 하지만 흥겨운 연주가 가능한 악기이기도 하다.

몇 년 후 한 인도 출신의 학생이 나의 시간생물학 강의를 들었는데 그 학생은 얼마 후에 모국에서 가져온 영화를 나에게 보여주었다. 영화에는 모심기를 하는 여인들이 등장했다. 이들은 진흙탕 논에 서서 허리를 굽히고 모내기를 하면서 노래를 불렀다. 탄자니아에서 봤던 것과 같은 웃음소리와 즐거운 분위기가 화면에 넘쳤다. 나는 이들이 무슨 노래를 부르는지 물어봤다. 모내기 할 때 부르는 노래로 모내기를 할 때만 부른다고 했다. 다른 식물을 심을 때 부르는 노래는 따로 있었다. 이들의 문화에는 무슨 일이든 그에 걸맞은 노래가 있었다. 음악이 인간의 삶과 생활에 완전히 녹아 있는 것이다.

오스트리아의 포크록 뮤지션인 후베르트 폰 고이제른Hubert von Goisern은 몇 년 전 아프리카 마을을 돌면서 문화 공연을 했는데 그의 동료이자 타악기 연주자인 베른트 베히틀로프Bernd Bechtloff는 돌아와서 매우 인상적이었던 자신들의 경험을 들려줬다. 그중 하나는 공연이 시작되었을 때 공연장에 있던 마을의 청중이 자리에 가만히 앉아 있지 않는 모습이었다. 음악이 시작되고 첫 번째 리듬이 울려 퍼지자 청중은 일어나 바닥에 널려 있는 도구를 집어 들고 같이 연주했다. 연주 실력은 그리 나쁘지 않았다. 전통적으로 아프리카인은 유럽인처럼 가만히 앉아 조용히 공연을 듣는 것을 참을 수 없는 일로 여겨 왔다. '어째서 청중은 빼고 음악인들만 음악을 연주해야 하는가'라고 묻는 것이야말로 훌륭한 질문이 아닌가!

아프리카의 리듬을 접한 서구의 음악인들은 대개 아프리카 음악의 복잡성과 풍요로움에 압도된다. 아프리카의 기근과 부패에 대한 뉴스만 내보내는 일에 염증을 느낀 노르웨이 TV 방송국의 기자는 몇 년 전 아프리카의 리듬에 대한 영화를 만들었는데 그 속에는 아프리카 대륙의 풍요로운 음악적 자산이 넘실대고 있었다. 아프리카의 모든 삶 속에는 리듬과 음악이 스며 있다.

트럭을 고쳐서 다시 출발할 때나 기차선로를 놓을 때, 마을 축제가 있을 때나 대장간에서 일할 때 항상 리듬이 뒤따르고 엄마의 등에 업혀 들썩거리는 아이가 보였다. 노르웨이 영화 촬영진은 리듬이 결여된 유럽인의 삶과 아프리카인의 삶을 매우 인상적으로 비교했는데, 아프리카에서 수년 동안 살았던 한 음악이론가는 신경증과 근육운동 장애 그리고 리듬 장애의 연관성을 보여 주기도 했다. 나는 시간생물학 강의 마지막 시간에 대체로 이 영화를 보여 주는데 불행히도 노르웨이어 버전*밖에 없지만 이 영화를 본 대부분의 학생이 아프리카에 대해 달리 생각하게 되었다고 나는 믿는다.

몇 년 전 나는 열 살 된 딸과 함께 2인용 카약을 타고 크로아티아Croatia 근교의 한 섬에서 가파른 암벽 해안을 따라 노를 젓고 있었다. 한동안 노를 저었던 터라 상당히 피곤했지만 100미터쯤 떨어진 곳에 더 가파르고 바위투성이인 섬이 우리를 유혹하고 있었다. 그곳은 그리폰 독수리의 서식처여서 꼭 가고 싶은 곳이었다. 그래서 나는 대담하게 바다 쪽으로 카약을 돌려 섬을 향해 노를 저어 갔다. 그런데 점점 바람이 거세지더니 운이 없게도 우리 반대편으로 바람이 몰아쳤다. 할 수 없이 우리는 카약을 돌려 떠나왔던 섬을 향해 귀환하려 했다.

하지만 바다로 밀려 나오면서 바람은 점점 세졌고 나는 갈수록 힘이 빠지고 손바닥이 아파 왔다. 그러자 옥수수를 빻는 고된 일을 하면서도 웃으며 노래를 부르던 두 아프리카 여성의 모습이

* 아슬라크 아르후스Aslak Aarhus, 올레 베른트 프로샤우그Ole Bernt Froshaug, 〈순간이 노래할 때. 거울인 아프리카 음악Wenn der Augenblick singt. Afrikanische Musik als Spiegel〉, Visions, 1995. www.freidig.no/fjernsyn3.html

내 머릿속에 떠올랐고, 나는 노 젓는 리듬에 맞춰 서투른 뱃사공의 노래를 처음으로 불렀다. 딸은 어리둥절한 표정으로 나를 바라봤는데 나는 그렇게 하면 노 젓는 일이 한결 수월해진다고 아이에게 설명했다. 딸은 고개를 끄덕였고 정말로 고통이 사라지면서 몸에 힘이 돌아오는 것을 느낄 수 있었다. 몇 분 뒤 우리는 해안 가까이에 도달했고 한 시간 후에는 떠나온 곳으로 돌아갈 수 있었다. 그 뱃노래로 인해 나는 큰 고생을 덜 수 있었다.

어쩌면 당신에게도 리듬을 통해 견딜 수 없는 상황을 견디고, 힘든 일을 쉽게 해내며 산의 정상을 향해 발을 내디뎠던 경험이 있을 것이다. 삶을 돌아보면 지금까지 항상 리듬의 힘을 빌려 왔다는 사실을 깨달을 수도 있다. 지금부터 나는 여러분이 삶에서 마주치는 온갖 종류의 리듬을 좀 더 세심하게 지각함으로써 더 건강하고 활기찬 삶을 살아갈 수 있도록 도움을 주려고 한다.

» 리듬은 에너지를 준다

리듬이 우리에게 힘을 준다는 것은 순수하게 심리적 현상이 아니라 생물학에 기반을 두고 있다. 이 같은 사실은 사람들이 거의 주의를 기울이지 않는 미시적 연결 고리로 우리를 이끈다.

연습: 몇 가지 동작으로 리듬을 느껴보기

- 편하게 앉아서 발을 어깨넓이로 벌리고 죽 뻗는다. 그다음 다시 편안하게 서서 얼마나 이완되었는지를 느껴 보라. 발을 여러 번 흔들고 깊은 숨을 쉰다.

- 그런 다음 로봇이 움직이듯 팔을 딱딱하고 기계적으로 움직여 보라. 어떻게 움직이는가?

- 이제 리드미컬하게 팔을 움직여 보라. 처음에는 앞뒤, 위아래로 움직이다가 서서히 복잡한 리듬의 동작을 해 보라. 음악적 감각을 타고난 사람이라면 움직이면서 두드리는 동작도 해 보라.

- 어떤 동작이 더 쉽고 더 편하게 느껴지는가?

- 우리는 미생물과 산다

  현대 생물학의 가장 놀라운 발견 중 하나는 모든 유기체(생명체)는 스스로 고립되어 존재하는 것이 아니라 다른 생명체와 마찬가지로 거대한 환경의 일부라는 사실이다. 어떤 유기체는 너무 작아서 눈에 보이지 않는다. 그럼에도 이들은 우리 삶에 가장 중요한 요소이기도 하다. 이 미세 유기체(미생물)는 우리의 피부 조직이나 창자, 구강을 비롯해 온몸 구석구석에서 살고 있다. 우리 몸의 안팎에 다양하게 서식하는 박테리아를 우리는 미생물 군집이라고 부르는데 곧 자세히 살펴보겠지만 몸에 이로운 이들 유기체도 리듬을 가지고 있다.

  오랫동안 박테리아는 인체에 해로운 것으로서 어떤 수를 써서라도 박멸해야 하는 것으로 알려졌다. 출산 직후에 신생아는 소독 과정을 거쳐야 했고 가정마다 소독 비누를 사용했고 특히 병원에서는 모든 미생물을 박멸하기 위해 전쟁과도 같은 과정을 거친다. 실제로 특정 유기체는 인체에 매우 위험하다. 소위 말하는 전염성질병의 원인균이기 때문이다. 하지만 전체적으로 볼 때 미세 유기체는 인간에게 이로운 점이 많으며 어떤 유기체는 생존에 핵심 요소이기까지 하다.

  또한 자연 출산으로 태어난 신생아는 면역체계의 발달을 위해 매우 중요한 박테리아를 몸에 지니고 있는 것으로 발견되었다. 산도를 통과하지 않는, 제왕절개를 통한 출산은 이런 박테리아가 신생아에게 전달되지 않아서 아기를 출산한 후 박테리아를 탐폰에 묻혀 아기 몸에 바르는 경우도 있다. 제왕절개로 태어난 아이는 출산 시 자연스럽게 몸에 받아들이는 미생물의 부재로 인해 성인이 될 때까지 여러 가지 부작용에 노출될 수 있다는 것이 증명되었다. 알레르기체질이 되거나 신체 건강이 불안정할 가능성이 높고 신체 미생물 분포도 단조롭다. 또한 체중이 증가하는 문제에 직면하거나 체중 조절에 어려움을 겪는 경우도 많다. 여러 가지로 건강에 악영향을 미치는 염증이 미생물의 불균형에서 비롯된 것으로 밝혀진 경우도 많다.

특히 장내 미생물의 중요성은 여러 가지로 과학적으로 검증되고 있다. 우리 몸 안의 세포 수보다 장내의 박테리아 수가 훨씬 더 많고 건강을 위해서는 장내의 박테리아가 무엇보다 중요하다는 사실은 오래전부터 이미 알려졌다. 특정한 장내 박테리아가 결여된 사람은 비만의 가능성이 높고 미생물을 장내에 유입해 몇 주만에 비만에서 탈출한 사람도 있다. 정신분열증이나 우울증 환자, 거식증 환자에게서 체내 미생물의 심각한 불균형을 발견하기도 했다. 최근 연구에 따르면 파킨슨병도 미생물 교란으로 발병할 가능성이 높은 것으로 밝혀졌다.

또 문명국가의 국민일수록 야생식물을 섭취하거나 자연과 매우 밀접하게 살아가는 이들에 비해 체내 미생물 종류가 현저히 적은 것으로 밝혀졌다. 유럽인의 장내에는 평균 800종에서 최대

1,500종의 박테리아가 서식한다면 아마존 정글에서 살아가는 주민들은 거의 8,000종에 달하는 박테리아를 몸에 지니고 있다. 미지의 세계를 탐험했던 초기의 탐험가들이 원주민들의 황금을 찾아다녔다면 오늘날의 탐험가들은 새롭게 발견된 부족의 배설물에서 더 큰 의미를 찾으려 한다. 지금까지 문명과 접촉하면서 삶의 형태가 바뀌지 않은 부족을 찾기가 매우 어렵기 때문이다. 다양하고 풍부한 미생물은 온갖 종류의 질병으로부터 인체를 보호하고 활력을 제공한다는 것이 명백해졌다.

1990년대와 21세기 초반에 미생물의 중요성이 밝혀진 이래로 충격적인 새로운 사실이 밝혀졌다. 인체의 소화 기능에 가장 중요한 역할을 하는 장내 미생물들도 나름의 리듬을 가지고 있으며 우리 몸의 영양소나 주야의 리듬에 공명하는 것으로 밝혀졌다. 박테리아조차도 점심때가 되면 규칙적으로 식탁에 음식이 놓이기를 바란다는 것이다. 시차에 적응하기 위해 사람뿐 아니라 박테리아도 어려움을 겪는 것으로 밝혀졌다. 이 박테리아는 제때에 영양소를 섭취하지 못하면 매우 불쾌한 느낌을 불러일으키는 물질을 체내 혈액 속에 배출한다. 우리가 경험하는 시차증의 부작용은 바로 우리 인체 속 박테리아가 일으키는 화학적 저항의 결과일지도 모른다.

특정한 악성 효모와 같은 미세 유기체가 우리의 장을 지배하면 우리는 당분과 단사슬 탄수화물에 대한 갈망에 시달리게 된다.

이 같은 갈망은 우리 장 속의 굶주린 악성 효모가 분비되면서 혈액 내에 퍼트리는 물질에서 발생하는 것이다. 앞으로 케이크를 먹게 되면 케이크를 먹고 싶은 것은 당신이 아니라 몸에 해로운 악성 효모이며, 케이크를 먹음으로써 악성 효모에게 먹이를 준다는 사실을 꼭 기억하기 바란다.

미생물이 우리 몸에 끼치는 영향은 믿기 어렵고 처음에는 무서운 느낌조차 든다. 그렇지만 동물의 왕국만 관찰해 보더라도 복잡한 행동 패턴이 기생충에서 촉발되는 경우가 종종 있다는 것을 알 수 있다. 가령 작은 간흡충의 유충에 감염된 개미가 풀잎 끝으로 기어올라서 엉덩이를 쳐들고 죽을 날을 기다리고 있는 모습을 관찰할 수 있다. 이는 풀을 뜯는 소에게 먹힐 가능성을 높이는 행동으로 개미에 이어 소는 간흡충의 이차 숙주가 된다. 이상행동을 일으키는 미세한 크기의 간흡충이 개미의 신경계를 지배하여 이같은 행동을 조종하는 것이다.

인체의 경우 특정 요인이 미세한 요소에 영향을 미치는데 그 해악은 결코 적지 않다. 가령 정제 설탕은 당뇨에서부터 암에 이르기까지 수많은 질병을 일으키고 악화시키는 것으로 의심된다. 악성 세포에 달콤한 효소를 먹임으로써 점점 더 많은 설탕을 요구하게 만들고 결국에는 우리의 건강도 해친다.

인간연구소Human Research Insititut에서 실시한 연구에서 우리는 다양한 미생물과 여러 생체리듬 간의 직접적인 연관성을 볼 수 있었다. 심장의 리듬이 자연스럽고 건강할수록(이 흥미로운 주제에 대해서는 나중에 다시 얘기하겠다) 생체의 미생물이 더 다양해지는 것으로 나타났다. 다양한 미생물은 역으로 건강을 증진하고 면역체계를 강화했다. 설사나 여러 불쾌한 장내 문제를 유발하는 박테리아를 자연스럽게 대체한 결과였다. 심부정맥과 장내 미생물의 인과관계가 완전하게 규명되지는 않았지만, 생체리듬과 다양한 미생물이 건강을 촉진하는 변수로서 긍정적으로 상호작용하는 것으로 추정된다. 그러므로 건강한 삶의 리듬을 유지하는 것이 중요하다. 이는 곧 생체 내 건강한 미생물의 활성화로 이어지기 때문이다.

또한 리드미컬한 라이프스타일과 건강한 생체리듬 사이의 연관성도 점점 더 분명해지고 있다. 고무줄로 연결된 그네를 상상해보라. 하나의 그네가 흔들리면 다른 그네도 같이 움직인다. 모든 그네가 제대로 작동하려면 필연적으로 적절한 자극이 요구된다. 어린 시절 그네를 탈 때 우리는 그네가 언제 가장 높이 올라가는지를 잘 알고 있었다. 알맞은 시간에 먹고 자는 것은 그네에 알맞은 자극을 주는 것과 같다. 알맞은 시간에 자극을 가함으로써 연결된 모든 그네가 하늘 높이 올라갈 수 있는데 이는 즐거움을 줄 뿐 아니라 우리 몸도 건강하게 해 준다.

- **건강 지킴이 미생물의 리듬**

지금까지 여러분을 현대 생체리듬 연구의 깊은 비밀 속으로 데리고 왔다면 이제는 한 발짝 더 들어가려고 한다. 1960년대에 미국의 생물학자 린 마걸리스Lynn Margulis는 당시로서는 상상도 할 수 없는 대담한 주장을 했다. 모든 고등동물의 세포에 깃든 미토콘드리아는 동물의 조상에서 유래한 것이 아니라 수억 년 전 독자 생존을 포기하고 고등동물에게 종속되는 삶을 선택하여 이동한 박테리아라는 것이다. 오늘날 미토콘드리아는 세포에서 에너지를 공급하는 발전소와 같은 것으로 인식되고 있다. 마걸리스가 이 같은 결론을 얻게 된 이유는 미토콘드리아가 가진 유전물질이 고등동물의 유전적 형태(실 모양의 DNA)가 아니라 박테리아 세상에서 흔히 볼 수 있는 둥근 형태이기 때문이었다. 인간은 주로 모계로부터 미토콘드리아를 물려받으며 우리 모두는 대부분 모계로부터 계승되어 온 미토콘드리아를 몸에 지니고 있다. 우리는 부계로부터 세포핵 DNA의 절반을 물려받지만 이는 미토콘드리아의 계승에는 아무런 역할을 하지 못한다.

마걸리스의 이론은 처음에는 비웃음과 논쟁의 대상이었지만 결국 정통 과학계에서도 그녀의 이론이 옳았다고 인정하기에 이르렀다. 유기체는 하나의 물질에서 비롯되는 것이 아니며 다양한 요소의 종합체다. 박테리아는 우리의 건강에 매우 큰 역할을 하는데 미토콘드리아의 형태로 장뿐 아니라 모든 세포 속에서 작용하고 있다.

나쁜 소식이 하나 있다. 처음에 항생제는 박테리아를 박멸하기 위해서 개발되었지만 불행히도 몸에 이로운 박테리아나 미토콘드리아도 없앤다는 것이 밝혀졌다. 우리 생체 조직에 에너지를 공급하는 것이 미토콘드리아이므로 항생제가 활성 세포소기관(다시 말해 미토콘드리아)의 기능에 심각한 위해를 가할 수 있다는 것이다. 이를 알게 된 의사들은 그 후부터 항생제 처방에 훨씬 신중을 기하게 되었다. 최악의 경우에만 항생제에 의존하도록 했으며 항생제 치료 후에는 소중한 미토콘드리아를 되찾는 방법을 알아야 한다. 박테리아를 조상으로 둔 미토콘드리아에게도 알맞은 시간에 영양을 공급하기 위해서는 치료 과정에서 생체리듬을 유지하는 일이 매우 중요하다.

생체리듬을 지키는 일 외에도 체내에서 미생물을 다양하게 활성화하기 위해서 여러 가지 노력이 필요한데 특히 식습관에 주의를 기울여야 한다. 그중에서도 인간의 신체조직이 스스로 소화하지 못하는 특정 식이섬유가 미생물 생성에 지대한 역할을 하는 것으로 드러났다. 식이섬유는 주로 식물성식품에 있는데 특정 채소나 과일에 많이 함유되어 있다. 아티초크나 치커리, 마늘이나리크, 서양 우엉과 아스파라거스 그리고 양파에는 이눌린이 많이함유되어 있는데 이것은 당분을 섭취했을 때 체내에서 분비되는인슐린과는 다른 것이니 혼동하지 말아야 한다. 이눌린은 사과나

모과에 풍부한 펙틴과 더불어 유익한 박테리아의 먹이다.

또한 국수나 흰 빵처럼 체내 효소에 의해 쉽게 저하되지 않는 '효소 저항성 전분'도 이로운 박테리아에게 영양을 제공한다. 이 같은 전분은 삶아서 식힌 감자나 밥, 통밀 시리얼 등에 함유되어 있다. 또한 케일이나 양배추, 방울양배추와 같은 녹색 채소, 산딸기나 블랙베리, 까막까치밥나무 열매나 피스타치오, 호두나 헤이즐넛 등도 체내 미생물을 다채롭고 풍부하게 하는 식품이다. 사우어크라우트Sauerkraut(독일식 배추절임)나 한국의 김치 그리고 젖산 발효 효소가 함유된 다른 채소 식품들도 장내에 이로운 박테리아와 미생물을 활성화한다. 건강 관련 포럼에서 발효식품은 관계자들이 엄지손가락을 치켜드는 식품이기도 하다. 이들은 김치를 비롯해 러시아의 크바스kvass나 콤푸차, 케피아나 수제 맥주와 같은 발효식품을 만드는 레시피를 교환하기도 한다.

영양결핍으로 인해 체내 미생물에 변화가 생기는 일은 비단 개체에만 국한되지 않는다. 쥐를 대상으로 한 장기 연구 결과, 오랫동안 저低식이섬유 식품만 섭취한 쥐는 아래 세대로 내려갈수록 장내 박테리아가 감소되었는데 네 세대가 지난 후에는 전체 4분의 3에 해당되는 장내 미생물 개체가 사라져 버렸다. 과학자들은 이를 바탕으로 현재 산업국가 사람들이 고수하는 저식이섬유 식단이 이들의 손주와 그 아래 세대의 건강에 심각한 영향을 미칠 것으로 전망한다. 최근 연구에 따르면 불쾌한 과민성대

장증후군뿐 아니라 그와 유사한 온갖 종류의 증상이 미생물의 결핍과 연관 있는 것으로 밝혀졌으며 당뇨나 심장혈관계 질병, 알츠하이머병과 같은 여러 질병도 이와 관련 있는 것으로 판명되었다. 그러므로 균형 잡힌 규칙적인 식단이 건강에 매우 중요한 요소라는 것을 알 수 있다.

최근 위생이나 백신, 예방을 강조하는 것만큼 현대 의학에서 식습관과 식습관의 리듬에 하루빨리 주의를 기울이기를 바란다.

• **나의 생활 리듬을 그려보기**

철학자 루트비히 클라게스Ludwig Klages는 리듬을 '비슷한 간격으로 일어나는 비슷한 현상'이라고 일컬었고 음악의 비트를 '같은 간격으로 일어나는 같은 현상'으로 정의 내렸다.

현실 세계에서 리듬은 우리 일상에서의 규칙이다. 잠자리에서 일어나거나 식사를 하거나 잠을 자는 일 등이 그에 속한다. 음악이나 드럼 소리도 리듬이며 연례행사나 생일, 영명축일(기독교도가 자기 세례명과 같은 성인의 이름이 붙은 축일을 축하하는 날-옮긴이)도 하나의 리듬이다. 호흡도 리듬에 속하는데 특히 밤에 잠을 잘 때나 명상할 때의 호흡이 그렇다. 월경도 리듬이고 달의 동선이나 태양의 경로도 리듬에 속한다.

우리 일상 곳곳에 얼마나 많은 리듬이 깃들어 있으며 그중 이미 사라져 버린 리듬이 또 얼마나 많은지를 깨달은 사람은 극소수에 지나지 않는다. 우리는 타인의 옷차림이나 외모가 달라진 것은 금방 눈치채지만 리듬에 관해서는 음악 외에는 거의 알아차리지 못한다. 스스로를 더 잘 알아차리기 위한 방법으로 삶의 리듬을 찾는 연습을 권유하는 것은 바로 이 때문이다(58~60페이지에 수록된 '연습' 참고).

우리는 온갖 종류의 리듬에 둘러싸여 산다. 매일의 리듬과 매주의 리듬, 매년의 리듬과 연례 축제, 심장의 고동과 호흡. 우리는 주변을 둘러싼 리듬을 알아차리지 못해 삶의 흥겨움과 음악적인 요소를 놓치고 살아간다.

• 리듬 있게 호흡하기

여러 고대문화에서 호흡을 생명의 핵심 근원이라고 본 데에는 분명 그럴 만한 이유가 있다. 산스크리트어로 '아트만Atman'은 '호흡'과 함께 '생명의 숨결'이라는 뜻을 가지고 있다. 호흡을 가리키는 독일어 '아템Atem'은 여기에서 유래한 것이다. 호흡으로 얻는 에너지를 중국어와 일본어에서는 '기氣'라고 부르며 산스크리트어로는 '프라나Prana', 티베트어로는 '룽Lung'이라고 부른다. 이 모두 '삶의 힘', '생명' 혹은 '삶의 호흡'이라고 할 수 있다.

고대문화에서 소중하게 여긴 에너지를 현대 과학에서 다루게 된 것도 흥미로운 일이다. 호흡은 자율신경계에 자극을 준다. 그러므로 올바른 호흡 방식을 통해 우리 몸을 긍정적으로 조절할 수

연습: 일상의 리듬 모아 보기

당신과 주변에서 일어나는 일상의 리듬에 특별한 주의를 기울여 보고 지난 3일 동안의 리듬을 기록해 보자.

- 일상의 흐름 속에서 언제 깨어 있으며 언제 피로를 느끼는가?
- 효율성이 극대화되는 때는 언제인가?
- 언제 심장이 가장 빨리 뛰는가?
- 언제 배가 고프고 언제 가장 많이 먹는가?
- 기분이 가장 좋을 때와 가장 나쁠 때는 언제인가?
- 가장 잠을 잘 이룰 때는 언제인가?

이제 주변을 살펴보자.

- 파트너의 기분이 가장 좋을 때와 나쁠 때는 언제인가?
- 상사가 가장 기분이 좋을 때는 언제인가?
- 새로운 프로젝트에 대한 프레젠테이션을 하기에 가장 좋은 때는 언제인가?
- 상사에게 전화하기에 가장 좋은 시간은 언제인가?
- 절대로 통화하지 말아야 할 시간은 언제인가?
- 아마 자신에 대한 다른 질문들도 꼬리를 물고 나올 것이다. 계절이나 봄의 새소리처럼 삶에 리듬을 주는 자연현상에 따라 달라지는 당신의 기분에 대해서도 생각해 보라.

연습: 나만의 리듬 지도 그리기

• 이제 하루하루에 주의를 기울여 보라. 리듬을 관찰해서 A4 용지나 A3 용지에 리듬 지도를 그려 보라. 색연필을 사용하여 하루의 여러 가지 흐름을 다른 색깔로 표현한다. 가령 피곤한 시간은 파란색, 활동적인 시간은 붉은색이나 초록색으로, 기분 나쁜 시간은 검은색, 활기찬 시간은 오렌지색, 배고픈 시간은 자주색 등등으로 표현해 보라. 자신의 시간을 돌아보는 데 도움이 된다.

• 일단 종이에 3분의 1 정도의 넓이를 차지하는 원을 그리자. 당신 자신의 리듬에 관한 것이다. 원 바깥의 꼭대기에는 12, 그리고 왼쪽에는 6이라고 쓴다. 오른쪽은 18 그리고 아래는 24라고 쓴다. 이는 하루의 시간 흐름이다. 또한 이 숫자들 중간에 작은 글씨로 15와 21, 3과 9를 써 넣는다. 이제 원 내부의 시간에 당신이 관찰한 대로 색칠을 하고 간단히 제목을 적는다. 예를 들어 '업무 효율이 높음' 또는 '배고픔'이라고 적는다.

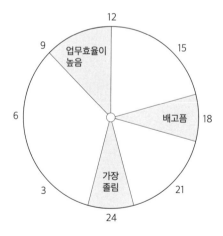

- 그다음 더 큰 원을 그리고 원 안에 자신의 리듬을 관찰한 내용을 적는다. 확신이 서지 않을 경우 다음과 같이 쓴다. '아침보다는 저녁에 기분이 더 좋은 것 같은데 확실한가?'
- 이제 당신의 리듬과 주변 환경에 관한 자료를 통해 자신의 일상이 얼마나 리드미컬한지 그렇지 않은지를 볼 수 있다. 원한다면 범위를 넓혀서 원을 하나 더 그릴 수 있다. 아침에 첫 전차가 출발하는 시간은? 이웃집 닭이 우는 시간은? 지빠귀가 노래를 시작하고 멈추는 시간은? 고양이가 오는 시간은? 일을 시작하고 끝내는 시간은?

이 세상은 리듬으로 가득 차 있어서 당신도 적극적으로 그 리듬에 참여하고 새로운 리듬을 만들 수 있다. 건강도 한결 나아질 것이고 젊어지는 듯한 느낌과 함께 실제로 당신이 젊어지는 것을 확인할 수 있다. 당신이 그린 원 그래프는 일상에서의 연습과 개인적 리듬 프로젝트를 위한 기반이 된다.

있다(여기서 자율신경계란 의지와 관계없이 자율적으로 일어나는 '불수의 운동'을 지배하는 신경계를 말한다. 의지에 따른 근육의 움직임을 '수의운동' 이라고 하며 이는 뇌척수신경계가 지배한다. 자율신경계는 식물 신경계라고 도 하며 뇌척수신경계는 동물 신경계라고도 한다-옮긴이).

인간연구소의 연구원들은 언어학자 디트리히 폰 보닌Dietrich von Bonin과 음악가이자 노래하는 병원Singenden Krankenhäuser의 창립자이기도 한 볼프강 보싱거Wolfgang Bossinger의 도움을 받아서 낭독이나 합창과 같이 호흡 패턴을 활용한 예술 활동이 건강에 이롭다는 사실을 밝혔다. 호메로스의 영웅 서사시의 형식이라 할 수 있는 6보격의 시를 낭송하는 언어치료를 6주에 걸쳐 받은 20여 명의 심장병 환자의 증세가 상당히 호전되었다. 디트리히 폰 보닌 교수의 지시에 따라 환자들은 총 6주간 일주일에 두번 45분 동안 6보격의 시를 낭송했다. 이 치료는 심장박동과 호흡 사이의 상호작용을 현저하게 향상시켰고 심장 쪽의 불편한 증세를 감소시켰다. 미국 국립보건원은 우리의 연구 결과가 발표되자 〈호메르스가 당신의 심장에 어떤 도움을 주는가〉라는 제목의 사설을 발표하고 《타임》지는 2004년 8월 2일에 〈시가 우리의 심장을 강화시키는가〉라는 제목의 기사를 썼다.

다음을 연습하며 스스로 6보격 시 낭송의 효과를 확인해 보시라. 6보격 시는 짧은 문구와 긴 문구가 번갈아 가며 등장한다. 대략 다음과 같은 형식으로 진행된다.

담 다다 담 다다 다아
장 단 단 장 단단 장

괴테나 실러, 뫼리케와 같은 독일 작가들이 쓴 6보격 시도 있
고 호메로스의 〈일리아드〉나 〈오디세이〉 같은 그리스 서사시의
번역본도 낭송에 적합하다. 여기서 중요한 것은 시를 얼마나 많이
낭송하는가가 아니라 얼마나 느긋하고 올바른 리듬으로 시를 낭
송하는가이다.

우선 연습을 위해 6보격과 5보격이 혼합된 2행 연구聯句 형식
의 시를 선택했다. 이 시는 독일어권에서 가장 권위 있는 언어학
자 디트리히 폰 보닌이 다년간의 경험을 통해 호흡 연습에 최적
화된 시로 추천했다. 적절한 문장을 선택해 준 그에게 감사를 드
린다.

연구 과정에서 적절한 톤으로 낭송하는 방식이 낭송 효과가
가장 좋다고 밝혀졌다. 혼자서 너무 큰 소리로 읽는 것은 효과가
덜하고 소리 없이 읽는 것은 효과가 더욱 감소된다. 64~68페이지
에 수록된 낭송 텍스트를 제시된 방법에 따라 읽어보며 리듬 있는
호흡을 연습해보자.

연습: 리듬 있게 호흡하기

- 조용한 장소에서 편한 자세로 똑바로 앉는다. 잘 읽을 수 있도록 큰 글씨로 쓰인 텍스트 인쇄물을 앞에 둔다(적어도 글자 포인트가 18은 되어야 잘 읽을 수 있고 텍스트는 책에서 참고하거나 우리 웹사이트에서 다운로드받을 수 있다). 고요하고 천천히 그리고 힘 있는 목소리로 낭송을 시작하라. 문장의 내용보다는 리듬과 운율에 집중하여 낭송한다. 처음에는 약간 리듬을 가지고 논다고 생각하라. 손을 위아래로 움직이거나 리드미컬한 몸짓을 하는 것도 좋다. 텍스트에 좀 더 익숙해지면 같은 문장을 여러 번 반복해도 좋다.

- 다음은 연습용으로 좋은 세 개의 2행 연구 시인데 프리드리히 실러 Friedrich Schiller와 요한 볼프강 폰 괴테Johann Wolfgang von Goethe 그리고 요한 고트프리트 헤르더Johann Gottfried Herder가 각각 쓴 시다.

- 낭송하는 연습을 좋아하고 긍정적 효과를 경험했다면 가까운 언어치료사와 의논하여 언어를 이용한 환상적인 테라피therapy의 효과를 누려 보기 바란다.

만일 너 자신을 알고 싶으면,

다른 사람들이 어떻게 행동하는지 보라.

만일 다른 사람들을 이해하고 싶으면,

네 자신의 마음속을 들여다보라!

_ 프리드리히 실러

Willst du dich selber erkennen,

so sieh, wie die andern es treiben.

Willst du die andern verstehn,

blick in dein eigenes Herz.

날고 싶은 타조

날개를 헛되이 움직이며

서투른 발은

지친 모래를 쉴 새 없이 파고드네.

_ 요한 볼프강 폰 괴테

Fliegen möchte der Strauß,

allein er rudert vergeblich,

Ungeschickt rühret der Fuß

immer den leidigen Sand.

황금빛의 달콤한

즐거움으로 가득 찬 태양

그리고 너, 평화로운 달

그리고 너, 밤의 별들

부드럽게 나를 이끌어 주려무나

성스러운 빛이여

일을 할 수 있는 용기를 주시고

일로부터 휴식을 주시고

그 빛 아래서

나는 스스로를 잊어버리고

밤이 되어 아련한 빛 속에서

나를 다시 찾는구나!

먼지 속에서

우리의 소망은 여기저기 흩어져 날리고

우리의 영혼은 저 높은 곳에서

별과 하나가 되도다.

_ 요한 고트프리트 헤르더

Goldenes, süßes Licht

der allerfreuenden Sonne,

Und Du, friedlicher Mond,

und Ihr, Gestirne der Nacht,

Leitet mich sanft mein Leben

hindurch,

Ihr heiligen Lichter,

Gebt zu Geschäften mir Mut,

gebt von Geschäften mir Ruh,

Daß ich unter dem Glanze

des Tags mich munter vergesse,

Aber mich wiederfind'

unter dem Schimmer der Nacht!

Nieden am Staube zerstreun

sich unsre gaukelnden Wünsche;

Eins wird unser Gemüth

droben, Ihr Sterne, bei Euch.

멋진 아침이다! 태양은 여전히 수평선 아래에 있지만 이미 구름은 아래에서 붉은 태양 빛을 받아 환하게 비추고 있다. 그 뒤편에서 맑은 하늘이 펼쳐진다. 파란 하늘은 실제로 우리의 잠을 깨우는 자극제로 시간생물학에서 말하는 타이머라고 할 수 있다. 이미 알고 있겠지만 안구 깊숙이 자리 잡은 망막 표면에 있는 아주 작은 광수용체가 이 타이머를 인식하여 '멋진 아침이군!'이라는 정보를 전달한다. 그 정보는 시신경의 일부가 서로 교차하는 두뇌 중간의 두 개의 작은 핵에 도달한다. 시교차 상핵suprachiasmatic nucleus이라고 부르는 이 작은 핵은 나머지 조직을 깨운다. 호르몬과 자율신경계를 통해 심장박동률이 증가하고 코르티솔 수치가 높아지며 면역체계는 안정되면서 간, 신장, 폐 등 모든 신체조직이 날이 밝는 동안 하루를 보낼 준비를 한다.

최초로 남조류가 빛을 인지한 이래로 16억 년 동안 지구가 자신의 축을 몇 번이나 돌았을지 계산해 보라. 16억 년에 365일을 곱하면 거의 6,000억 번이나 지구가 자전을 했고 태양 주위로 16억 번의 공전을 했으며 계절도 그만큼 많이 지나왔다. 최초로 빛을 인지한 이후로 생명체는 너무나 많은 일출과 일몰을 봤다. 이는 모든 과정을 몸으로 흡수하고도 남을 만큼 충분한 시간이다. 따라서 일상의 흐름과 리듬을 세포에 각인시키지 않은 생물체는 이 세상에 없다고 할 수 있다. 마찬가지로 100조 개에 달하는 인간의 몸 세포에도 그만큼의 생체시계가 들어앉아 있다. 각 세포의 유전자마다 일상의 흐름이 각인되어 있으며 살아가는 동안 그 리듬을 따라 움직인다. 세포들은 서로에게 리듬에 대한 정보를 전달하고 손을 잡거나 협력을 한다.

유전학자들도 점차 생체리듬의 중요성을 인식하게 되었다. 처음에 이들이 발견한 것은 내부의 일상적인 세포 진동을 가능하게 만드는 일을 하는 약 8~9개의 유전자였다. 하지만 얼마 지나지 않아서 새롭고 빠른 유전자분석 방식으로 약 10퍼센트에 이르는 유전자가 시간생물학적으로 조절되고 있다는 사실이 밝혀졌다. 그러다 2004년에는 40퍼센트가량의 유전자가 시간생물학의 영향 아래 있다는 연구 결과가 발표되었고, 2010년에 이르러서는 시간생물학의 영향을 받지 않는 유전자는 실질적으로 거의 없다는 사실이 판명되었다.

하지만 곧 모든 체세포가 이러한 리듬을 따르지는 않으며 다른 생체 조직과는 별개의 리듬으로 작동하는 외톨이 세포가 있다는 사실이 밝혀졌다. 암세포도 그런 외톨이 세포라는 사실은 학계에 잔잔한 충격을 던졌다. 대부분의 건강한 세포들은 하루에 한 번씩만 증식을 하고 남은 시간에는 생체 조직을 위해 복무하는 반면 암세포는 하루 종일 바쁘게 증식만 하는 것으로 밝혀졌다. 그러므로 암세포가 건강한 세포보다 훨씬 빠르게 성장하는 것은 당연한 일이다. 급성장을 하려면 암세포는 혈액을 더 많이 요구하게 된다. 실제로 성장인자가 적절하게 형성되고 난 다음에 암의 종양세포가 혈관 생성을 '요구'할 때 암은 위험한 상태가 된다. 그다음부터는 종양이 빠르게 성장하고 전이(이차 종양) 상태가 되기 때문이다.

흥미로운 점은 이처럼 스스로 혈관을 만들어 내며 뻗어 가는 암세포들은 공간적으로 무질서할 뿐 아니라 혈관계에서 흔히 보는 리듬마저 찾아볼 수 없다는 것이다. 이 분야의 선구자인 라케시 자인Rakesh Jain 교수와 나는 언젠가 암 치료에서 혈관계 리듬의 복원이 가장 중요한 목표라는 주제로 토론한 적이 있는데 그도 그 점을 확신하고 있었다. 암 치료와 관련해서는 전통 종양학에서 염두에 두지 않은, 시간생물학에 기반을 둔 새로운 측면에 대한 탐구가 이루어져야 한다고 생각한다.

우리는 연구를 통해 암 환자들에게서 심장 리듬의 유연성이 현저하게 감소했다는 사실을 발견했다. 이들의 심장은 기본적으로 진동이 많지 않고 건강한 사람들과는 달리 생체리듬이 안정적이지 않다. 많은 환자들이 낮에는 피로를 느끼고 밤에는 잠을 잘 이루지 못했다. 이들이 리듬 테라피로 일상적인 리듬을 회복하면 (이에 대해서는 나중에 자세히 말하겠다) 이들의 상태는 대체로 호전되고 잠을 잘 잤다.

전체 생체 조직과 암세포 사이의 리듬이 서로 어긋나면서 암 환자의 리듬이 약해지는 것은 아닐까 생각한다. 건강한 생체 조직이 리듬에 맞추고 있다면, 다시 말해 서로 간의 작용에 의해 모든 부분이 작동한다면 암 환자의 종양 세포는 생체 내 조직의 리듬과 분리되어 있을 뿐 아니라 오히려 그 리듬에 반하여 활동하기도 한다. 종양은 다른 유기체와 공명하지 않으면서 상호 간의 진동력을 감소시킨다.

큰 규모의 과학 연구를 통해 리듬 테라피가 예방 테라피로서 암을 예방하고 나아가 치료 효과가 있다는 것을 입증할 수 있다면 멋질 것이다. 이미 리듬의 도움으로 암 환자의 증세가 호전된 놀라운 증거도 있다. 프랑시스 레비Francis Levi를 중심으로 한 프랑스 연구 팀뿐 아니라 우리 연구실의 관찰을 통해서도 일상의 리듬을 회복함으로써 암 환자의 삶의 질이 현저하게 높아지는 것을 볼 수 있었다. 유방암 환자들이 리듬 테라피에 참여하면서 기분과 함께 삶의 질이 놀라울 정도로 향상되는 것을 확인했다. 우리는 이들의 일상 리듬이 정착되도록 도움을 주고 활동적인 예술 테라피를 통해 일상의 진동과 흐름이 향상될 수 있도록 했다. 대부분의 환자들은 우리 연구가 종료될 때까지 생존했으며 의사가 예상한 수명보다 길게 살았다.

이는 긍정적인 결과지만 리듬 테라피의 효과를 증명하는 대규모 연구는 아직 충분히 이루어지지 않았다. 전통적인 암 연구 지원 단체들은 애석하게도 아직 이처럼 흥미로운 주제에 물적으로 지원할 준비가 되지 않았으며 생체의 시간과 리듬에 눈을 돌리기보다는 공간과 물질 연구를 통한 암 유발의 분자 메커니즘을 연구하는 일에 더 많은 관심을 기울이고 있다. 암을 예방하고자 하는 이들을 비롯해 암 환자나 암 환자 가족들이 이 최초의 발견을 통해 중요한 정보를 얻고 더 리드미컬한 삶을 이끌어 가는 동력을 얻길 바란다.

• 리듬에도 체계와 해부학이 있다

지금까지 우리는 시간생물학자들의 가장 중요한 과학적 연구 과제이기도 한 일상의 리듬에 대해 이야기했다. 실제로 일상의 생체리듬은 괴테 시대에 뛰어난 의사였던 크리스토프 빌헬름 후펠란트Christoph Wilhelm Hufeland가 '자연 시간학과의 일체'라고 언급할 정도로 중요한 주제이기도 했다(《인간 수명의 연장을 위한 기술 Die Kunst, das menschliche Leben zu verlängern》, Jena, 1798).

물론 자연과 인체에는 수많은 리듬이 있고 이들은 몸의 근육이나 힘줄과 같이 상호작용한다. 힐데브란트는 그가 더없이 존경하는 루돌프 슈타이너Rudolf Steiner의 강연을 들은 뒤 '리듬 체계'에 대해 학문적 탐구를 시작한 최초의 과학자가 되었다. 그는 수많은 생체리듬이 상호작용을 하며 총체적 스펙트럼을 형성하여 유기체 전반에 침투하고 서로 조화를 이루는 것을 밝혀냈다.

이 체계를 계속 탐구하다 보면 결국 세상에는 16세기 이래로 해부학에서 연구해 온 대상인 공간적 인체뿐 아니라 일종의 '시간적 인체'도 있다는 결론을 얻게 된다. 흥미로운 것은 해부학이 공간적 인체에 대해 신뢰할 만한 그림을 얻는 데에도 오랜 시간이 걸렸다는 것이다. 공간적 인체는 분명히 눈에 보이고 손으로 만질 수도 있지만 아리스토텔레스는 인간 해부학에 대해 매우 도식적인 개념을 갖고 있었다. 그러다가 15세기 후반에 레오나르도 다빈치Leonardo da Vinci와 16세기 안드레아 베살리우스Andrea Vesalius가 그린 공간적 해부도는 현대 의학과 외과학의 기초가 되었다.

눈에 바로 보이지 않고 정교한 측정을 통해서만 볼 수 있는 시간 해부학을 손에 넣으려면 얼마나 더 힘들겠는가? 아마도 20세기에 들어서야 시간적 인체의 개념이 정립된 것도 그런 이유 때문일 것이다. 오늘날 우리는 소위 크로노심전도Chrono Cardiogram라는 시스템을 통해 복잡한 시간 해부학 영역의 풍경을 그릴 수 있다. 이를 통해 우리는 유기체로 큰 규모의 해부학뿐 아니라 작은 시간의 역사학까지 들여다볼 수 있게 되었다. 자그마한 여러 리듬과 그 변화들이 긴 시간 쌓이면서 리듬의 세포조직을 만드는데 이를 도식화하면 리듬도 공간적 세포조직과 비슷하다는 것을 알 수 있다.

흥미로운 것은 인간의 심장박동은 특별한 방식으로 생체리듬의 해부학을 보여 준다는 것이다. 심장이나 큰 동맥에 손가락을 갖다 대기만 해도 누구나 심장박동이라는 리듬을 느낄 수 있다. 이 심장박동은 항상 똑같지는 않지만 지속적으로 움직인다. 심장은 호흡이나 혈압, 그리고 리드미컬하게 모든 세포조직에 혈액을 공급하는 세동맥과 같은 혈관과 함께 춤을 춘다.

이 작은 세동맥들은 심장이 박동할 때마다 자연스럽게 움직이지만 한편으로는 자체 리듬을 가지고 있어서 1분 내에 한 번씩 열리고 닫힌다. 또한 심장도 이 작은 혈관의 자율적 리듬을 따라 반응한다. 이런 식으로 심장의 리듬은 우리 몸의 다양한 조직들의 리듬과 연결되어 있다.

일상의 흐름 속에서도 우리의 심장은 춤을 춘다. 밤이면 춤이 느려지고 낮에는 동작이 빨라진다. 이는 계절에도 적용된다. 여름에는 심장박동이 좀 빨라지고, 겨울이면 약간 느려진다. 오랫동안 전통적인 의학에서는 심장을 둔한 '펌프'로 여겨 왔는데 사실 심장이야말로 매우 예민한 기관이다. 고대 중국인들이 이를 잘 알고 있었다는 사실은 '심장'이라는 뜻 외에도 '영혼'을 뜻하는 '심心'이라는 한자를 보면 잘 알 수 있다. 1990년대에 열린 세계 정신의학자 회의에서 세계보건기구의 이집트 학자는 고대 이집트어로 심장은 '영혼'이라는 말과 뜻이 같다고 말했다. 특히 우울증 환자를 비롯해 정신적 장애를 앓고 있는 사람들이 심장병으로 사망할 확률이 높다는 사실은 단순한 우연이 아니다.

앞에서 묘사한 심장박동 수의 변동성, 즉 몸이나 여러 주변 리듬에 맞추어 끊임없이 춤을 추는 심장은 지난 30년간 의학적 관점에서 엄청난 관심의 대상이었다. 최근에는 해마다 심장에 관한 과학적 연구 결과가 1,000건 넘게 발표되고 있다. 하지만 '심장박동 수의 변동성'이라는 용어는 그다지 잘 조합된 단어라고는 할 수 없다. 이 용어는, 심장의 변동성이 완전히 성숙되지 않은 식물신경계로부터 초래되었을 것이라는 의심을 바탕으로 심장병 전문의들이 붙였기 때문이다. 특히 십 대 청소년들에게서 심장박동 수의 변동성이 강하게 나타나다가 나이가 들수록 감소한다. 사실 '심장 리듬의 유연성'이라고도 부를 수 있는 심장박동 수의 변동성은 젊음과 활력의 완벽한 지표라고 볼 수 있다. 심장이 몸의 다른 리듬에 맞추어 격렬하게 춤을 춘다는 것은 그만큼 더 건강하고 활기차며 신체 기관이 잘 쉴 수 있다는 뜻이다. 불행히도 오늘날의 의학은 여전히 인체의 근원을 들여다보기보다는 병증을 먼저 보려는 경향이 있다. 의사의 가장 중요한 활동 중 하나인 진단 행위는 건강을 유지하는 것이 아니라 다양한 병을 찾아내는 것을 목표로 한다.

그러다 보니 건강한 환자는 '발견 못함o.B(ohne Befund)'이라는 약자로 불린다. 심장 리듬의 유연성이라는 주제가 의학계에서 그토록 오랫동안 무시되어 왔으며 여전히 부분적으로만 연구 대상이라는 것은 바로 이런 이유일 것이다. 심장 리듬의 유연성은 병보다는 건강을 나타내는 지표로서 현대 의사들은 이 지표를 별로 사용하지 않는다. 그런 이유로 미래 의학에서는 건강이라는 주제가 중요한 자리를 차지하기를 간절히 바란다. 그러려면 현재와는 확연히 다른 건강에 초점을 맞춘 의사 교육이 필요할 것이다. 시간생물학과 시간 의학을 접목하면 큰 도움이 될 것이다.

그럼 이제부터 심장 리듬의 유연성에 대해 이야기해 보자. 수많은 신체 흐름의 조절을 위해, 인간의 건강 보존을 위해, 혹은 리듬을 잘 활용하기 위해서라도 심장박동의 유연성은 무엇보다 중요하다.

- **혈압의 리듬**

낮 동안에 우리는 심장이 혈압과 세동맥의 리듬과 공명한다는 것을 관찰할 수 있다. 혈압을 잴 때 몇 분 간격으로 혈압 측정을 반복하면 수치가 약간씩 다르게 나오는 것을 쉽게 확인할 수 있다. 이는 측정 장비가 정밀하지 않아서라기보다는 혈압이 10초마다 몇 퍼센트 오르락내리락하는 리듬을 보여 주기 때문이다. 이것을 '혈압 리듬'이라고 부르는데 5초 동안 올라가고 다음 5초 동안 내려가는 이 같은 리듬을 혈압을 재거나 맥박으로 느낄 수는 없지만 정확하고 연속적으로 기록하는 측정 장비를 통해서는 확인할 수 있다. 이는 정상적이고 건강한 유기체의 조절 과정이라고 할 수 있다. 혈압의 변동, 즉 혈압의 리듬을 통해 우리 몸은 혈압 수준을 조절한다. 중증 고혈압증을 가진 사람에게는 매우 제한적으로 리듬이 작동하는 것을 볼 수 있다. 이는 혈압이 일정한 수준을 유지하는 데 10초간의 리듬이 매우 중요한 역할을 한다는 것을 보여 준다.

수학 문제를 풀거나 책을 읽고 있을 때와 같이 우리가 어떤 일에 집중하거나 깊은 대화에 빠져들 때 우리의 심장은 더욱 강하게 혈압의 리듬에 감응한다. 이 모든 것은 깨어 있는 의식 차원에서 이루어지며 이때 혈압의 리듬은 낮 동안의 심장박동을 통해 볼 수 있다. 밤에 깊은 수면 상태에서는 이러한 상태가 완전히 사라지며 동시에 우리의 의식도 같이 사라진다.

• 작은 혈관의 리듬

작은 혈관의 혈류에서 느린 리듬을 볼 수 있는데 10초 간격이 아니라 60초 즉 1분 간격을 두고 리듬이 진행된다. 이 시간 동안 작은 혈관은 열렸다가 닫힌다. 이 리듬은 심장과도 공명한다. 감정적으로나 육체적으로 움직일 때 또는 추위나 더위에 노출될 때 특히 그렇다. 심장박동과 혈관의 리듬이 공명하는 일은 특히 꿈에서 강렬한 감정을 경험할 때 흔히 일어나지만 낮 동안 육체 활동을 하고 있을 때도 마찬가지로 일어난다. 감정과 육체 활동이라는 두 가지 상반된 요소가 비슷한 심장 리듬을 유발시킨다는 점은 상당히 흥미로운 부분이다. 즉 감정이 물리적 더위나 추위와 상당히 유사하다는 것이다. 우리의 심장박동은 심오한 심리학을 통해 얻는 지식을 넘어 직접 삶에서 경험한 바를 반영한다.

심장 리듬의 유연성에 관한 그래픽 이미지(크로노심전도)를 보고 그 사람이 감정적으로 동요한 것인지, 육체적으로 활동한 것인지를 정확하게 이야기하기는 어렵지만 두 가지 경우 모두 비슷한 심장의 반응을 모니터링할 수 있으며 이는 일상적인 경험에서도 볼 수 있다. 신경생리학 연구를 통해서도 우리는 교감신경이 이 같은 리듬의 방식과 연결되어 있다는 사실을 알게 되었다. 실제로 우리 심장은 교감신경과 미주신경(부교감신경의 대부분을 차지함)이 조절하고 있는데 교감신경은 활동과 스트레스를, 미주신경은 회복과 재생 그리고 자가 치료과정을 책임지고 있다.

» 두뇌의 회복은 밤에 이루어진다

교감신경이 낮 동안 특히 왕성하게 활동한다면 미주신경은 밤에 그 모습을 전면으로 드러내는데, 특히 깊은 수면 상태에서는 큰 역할을 한다. 비록 독일어로 '신경Nerv'이 남성명사로 쓰이긴

하지만 미주신경은 가히 '밤의 여왕'이라고 할 만하다.

미주신경의 특징은 호흡할 때 심장박동의 움직임으로 나타난다. 깊은 수면 상태에서 심장은 호흡과 강력하게 공명하는데 호흡 한 번에 약 네 차례의 박동이 일어난다. 심장박동과 호흡 사이의 리드미컬한 공명은 측정 장비 없이 직접 심장 리듬의 유연성을 관찰할 수 있는 유일한 방법이기도 하다. 손목의 동맥에 손가락을 대고 그 맥박을 느껴 보라. 깊은 숨을 들이켜면 심장박동이 약간 빨라지는 것을 느낄 수 있고, 숨을 내뱉으면 심장박동이 느려지는 것을 알 수 있다. 이 변화가 강할수록 미주신경의 움직임이 강해지고 심장이 더 활기차고 젊게 움직인다. 크로노심전도를 통해 밤낮으로 이어지는 심장박동과 호흡의 관계를 특히 정확하게 측정할 수 있다. 이들이 보여 주는 연관성의 도식을 우리 웹사이트(*www.humanresearch.at*)에서 확인할 수 있다.

수면이라는 주제는 시간생물학과 인체의 관계만큼이나 오랫동안 과학계에서 무시되어 온 주제였다. 밤 시간은 신체 기관이 낮 시간에 쓸 에너지를 저장하기 위해 거의 움직임을 멈추는 쓸모없고 생리학적으로 흥미 없는 시간으로 여겨졌다. 오늘날에도 많은 과학자가 수면이 우리에게 대체 어떤 도움을 주는지에 대해 질문하고 있다. 이런 질문은 아마도 생산성이 넘치는 인간과 시간만이 가치를 인정받는, 극단적으로 성과 지향적인 우리 시대의 가치관과 무관하지 않을 것이다.

하지만 시간생물학자들은 오래전부터 수면의 위대한 가치를 인정했다. 차고에서 그저 녹이 스는 것 말고는 할 일이 없는 자동차와는 달리 인간 유기체는 밤 동안 활발하게 재생하는 능력이 있다. 뇌파와 크로노심전도를 통해 밤 시간은 낮 동안 신체 기관이 겪은 혼란을 재정비하고 신진대사를 정화하는 매우 활동적인 시간대라는 것을 알 수 있다.

2014년에 네덜란드의 과학자 마이컨 네데르하르트Maiken Nedergaard는 수면 시간에만 열려서 대뇌피질로 이어지는 미세한 경로를 발견했다. 림프계와 유사한 이 체계를 '글림프 시스템 glymphatic system'이라고 부르는데 이는 수면 시간 동안 알츠하이머병이나 기타 뇌 장애를 유발하는 유해한 물질을 씻어 내는 역할을 한다. 이 시간 동안 글림프 시스템 안에는 우리 뇌를 둘러싸고 있는 뇌척수액이 가득 차는데 이를 통해 우리 두뇌는 '화학적으로 정화'되면서 신진대사 노폐물을 씻어 낸다. 이는 우리가 거의 꿈을 꾸지 않거나 희미한 꿈만 꾸는 깊은 수면 단계에서 진행된다. 이 시간에 우리 두뇌는 사고하기에는 적합하지 않은 상태가 된다. 깊은 수면 단계에서 깬 적이 있는 사람이라면 누구나 이에 동의할 것이다.

수면 상태에 돌입하게 되면 우리는 초기 정화가 이루어지는 깊은 수면 주기에 들어간다. 이 주기는 75분 정도 계속된다. 다음은 꿈의 단계로 렘REM(Rapid Eye Movement, 눈동자가 빠르게 움직임)

단계라고도 부르는데 이 단계에서는 새롭게 정화된 두뇌가 지난 하루의 일을 정리한다. 이는 다시 기억 속으로 저장되므로 꿈의 주기가 기억의 형성에 지대한 영향을 미친다는 것을 관련 연구를 통해 알 수 있다.

깊은 수면과 꿈의 주기는 모두 합해 90분에서 120분 정도인데 평균 수면 시간에 이런 주기가 다섯 번 정도 되풀이된다. 1시간 30분에서 2시간 걸리는 이 수면 주기를 우리는 BRAC 사이클(89페이지의 '최적의 업무 리듬'을 참고)에서 확인할 수 있다. 90분을 다섯 번 반복하면 7시간 30분인데 수많은 연구 결과를 통해 이 시간은 인간에게 적합한 평균 수면 시간으로 밝혀졌다.

또한 수면 시간과 장수는 아주 커다란 연관관계를 갖고 있다. 일본과 미국에서 수백만 명을 대상으로 이루어진 연구 결과 7시간에서 8시간 수면을 취하는 사람이 평균수명이 가장 높은 것으로 밝혀졌다. 수면 시간이 5시간 미만인 경우 기대수명이 현저하게 낮아지는 것을 확인할 수 있었다. 하지만 너무 많이 잠을 자는 것도 그리 좋은 일은 아니었다. 9시간 이상 수면을 취할 경우 5시간 이하로 수면을 취하는 사람보다 기대수명이 훨씬 더 낮아지는 것을 볼 수 있었다.

우리의 오늘을 소중히 여기자

오늘이야말로 생명

모든 생명의 생명이므로

그 짧은 시간 동안

존재의 온갖 실체와 진실

성장의 축복

활동의 크기

힘의 영광이 담겨 있으니

어제는 그저 꿈이요

내일은 그저 환상일 뿐이지만

오늘은 확실하게 존재하면서

모든 어제를

행복으로 가득 찬 꿈으로 만들고

모든 내일을

희망으로 가득 찬 환상으로 만들지 않는가!

바로 그것이 오늘을 소중히 여겨야 하는 이유.

자랄 아드딘 무하마드 루미Dschalal ad-Din Muhammad Rumi

이제 자연환경을 둘러싼 거대한 리듬 구성 요소를 탐험하며
리듬의 놀라운 세계를 계속 여행해 보자. 친숙한 리듬의 도움을

받아 삶의 일상을 좀 더 멋지게 일구어 나갈 수 있을 것이다. 앞 장에서 이미 얘기한 일상적 리듬이라는 주제에서 시작하는 것이 좋겠다. 우리 몸의 많은 리듬이 빛과 연결되어 있다는 얘기를 들어 봤을 것이다. 하루나 일 년의 주기를 살펴보면 이를 더욱더 잘 알 수 있다. 일단 고요한 자연에서 펼쳐지는 하루와 일 년의 빛의 성질을 들여다보자.

- ## 이른 아침의 풍경

아침에 해가 떠오르면 춥고 어둡던 밤이 물러가고 따사롭고 밝은 낮이 시작된다. 우리의 면역체계를 조절하는 호르몬인 코르티솔이 다가오는 하루를 잘 보낼 수 있도록 준비해 준다. 심장 박동 수도 이미 상승한 상태고 체온도 새벽 3시부터 점점 상승했다. 사람의 키도 아침 시간에 최고 길이에 도달하는데 저녁보다는 2센티미터 정도 크다.

산 정상도 점차 붉어지면서 황금빛으로 빛나다가 낮의 색깔을 찾아간다. 이때쯤이면 밤 동안의 추위도 새로운 양상을 띠게 된다. 밤 동안 공기 중에 머물던 습기는 풀과 나뭇잎에 내려앉아 이슬로 반짝거린다. 공기는 가장 맑고 투명하며 밖을 내다보면 어느 때보다 가장 먼 풍경까지 눈에 들어온다. 등산을 좋아하는 사람들이 아침 시간을 선호하는 것도 이 때문이다.

새들의 공연도 봄이 되면 시작된다. 수천 마리의 검은 새와 파랑새, 찌르레기와 울새와 박새, 종달새와 방울새가 새벽 4시부터 요란한 노랫소리로 아름다운 아침의 분위기를 북돋우고 우리의 하루를 열어 준다.

• 푸짐한 아침 식사

이제 푸짐하고 단백질이 풍부한 아침 식사로 우리 몸의 기능을 제대로 돌릴 때다. '아침은 왕처럼, 점심은 서민처럼, 저녁은 거지처럼 먹으라'는 속담은 시간생물학 관점에서 보면 분명한 근거가 있다. 아침에 신진대사가 열을 생성하는 데 주력하고 있다는 것은 이미 꽤 오래전에 알려졌다. 아침에 섭취한 음식은 집중적으로 열을 생산하여 새롭게 깨어난 기관에 공급한다. 반면 저녁에는 사용되지 않은 칼로리의 대부분이 지방으로 전환된다.

잠깐 주제에서 벗어나 시간생물학과 결정적인 연관성을 가지고 있는 식품학에 대해 살짝 이야기해 보자. 인류 역사상 처음으로 전 세계적으로 과영양 상태의 인구가 영양결핍 인구를 넘어섰다. 그 이유 중 많은 부분이 산업화된 나라 국민들의 반反리듬적인 식습관 혹은 적절한 시간을 지키지 않는 식습관과 스트레스에서 기인했을 것이다. 좋은 음식, 즉 신선하게 준비된 음식은 시간을 필요로 한다. 음식을 고르고 구매하고 준비하고 먹는 일은 가능하다면 지역공동체 안에서 혹은 가족 안에서 이루어져야 한다. 슬로푸드 운동은 이러한 생각을 중심으로 펼쳐진다. 슬로푸드를 지향하는 레스토랑은 주로 신선한 음식을 선호하고 되도록 캔 음식이나 냉동음식을 멀리한다. 건강과 웰빙 그리고 행복한 노화를 위해서 이와 같은 식습관을 유지하는 것은 매우 중요한 결정이다. 그중에서도 가장 최고는 신선한 유기농식품을 가능하면 부분적으로라도 자신이 재배하여 먹는 것이다. 정원에서 막 수확하여 가장 신선한 재료에 최소한의 양념을 넣어 먹는 채소나 과일의 맛이 얼마나 황홀한지 먹어 보면 놀랄 것이다.

신선한 식품과 가공식품의 질이 얼마나 차이 나는지에 대해 다음과 같은 실험을 해 보자. 최고로 신선하고 잘 익은 유기농 오렌지를 직접 짜서 만든 고급 오렌지주스와 증류식으로 만든 일반적인 오렌지주스(100퍼센트 오렌지주스), 그리고 오렌지가 들어간 음료수(약 10퍼센트의 오렌지가 함유되었으며 설탕이 듬뿍 들어 있다)를 비교해 보는 것이다. 신선한 오렌지를 짜서 만든 주스를 먼저 마시고 그다음에는 일반적인 오렌지주스, 오렌지 맛 음료수를 차례로 마셔 보라. 마실수록 극적인 차이를 느낄 것이다. 한 잔 한 잔 마실 때마다 주스의 질이 떨어지는 것을 알 수 있다. 마지막으로 오렌지 맛 음료수와 신선한 유기농 오렌지주스의 맛을 비교하고 생각해 보라. 살면서 오렌지 맛 음료수를 계속 마시고 싶은가?

기름과 지방 성분을 비교하는 것도 비슷한 질의 차이를 느끼게 해 준다. 신경막이나 모든 세포의 표피는 지방산의 이중층에 싸여 있는데 이들은 특히 중요한 영양물질이라고 볼 수 있다. 무엇보다 질 좋은 지방은 상피세포를 안정시키는 데 기본이 된다. '질 좋은' 성분과 '싸구려' 성분은 크게 보면 서로를 배척하는 구조다. 차량의 기대수명을 3분의 2 정도 감소시킨다는 것을 알고도 싸구려 휘발유를 차량에 주입하고 싶겠는가? 나의 지인 중에는 차량 엔진오일은 1리터당 35유로에 사면서 냉각 압축 올리브오일은 1리터당 15유로에 사는 것도 아까워하는 이들이 있다. 물론 사람마다 중요하게 여기는 것이 다를 수 있다.

아침 식사를 자연으로 둘러싸인 야외에서 할 기회가 있다면 당신의 생체시계는 훨씬 더 생기 있게 돌아갈 것이다. 아침의 빛은 사람을 깨우는 자극제이자 타이머인데 야외만큼 빛이 밝은 곳이 어디 있겠는가. 이는 또한 우리를 행복하고 활기차게 만들어주는 호르몬인 세로토닌Serotonin을 생성하도록 자극을 주며 더 나아가 그날 밤 멜라토닌이 잘 생성되도록 도움을 준다. 햇빛은 우리의 건강에 매우 큰 역할을 하는데 자외선을 통해 피부는 비타민 D_3를 만들어 낸다. 다양한 연구를 통해 비타민 D_3는 암을 비롯한 수많은 질병을 예방하는 요소로 밝혀졌다. 태양의 자외선이 피부암을 일으킬 위험보다 각종 암을 예방하는 효과가 더 크다는 것은 오늘날 잘 알려진 사실이다. 아침과 늦은 오후의 햇빛에는 활성산소를 일으키는 정오의 햇빛과는 다르게 비타민 D의 생성을 도와주는 온화한 자외선이 특히 많이 함유되어 있다.

우리는 한 연구를 통해 아침을 푸짐하게 먹으면 그날 밤 수면의 질이 더 나아진다는 것을 발견했다. 물론 사람에 따라 아침에 식욕이 없을 수도 있다. 하지만 우리는 경험을 통해 생체리듬이 제자리를 찾으면 그 또한 시간이 지나면서 해결되는 것을 발견했다. 그러므로 당신이 아침에 식욕이 없는 사람이라면 다음과 같은 느긋한 방법을 시도해 보라. 향기로운 녹차나 허브티를 만들어 마시며 다른 (식욕이 좋은) 식구들이 아침 식사 하는 것을 지켜보는 것이다.

커피는 아침에 사람들에게 아주 인기가 많은 음료다. 카페인은 아데노신 수용체를 닫을 뿐 아니라 피로감을 없애고 내부 시계를 잠시 되돌려 놓는 알칼로이드의 일종인 카페인을 함유한 것으로 알려져 있다. 당신이 커피에 내성이 있다면 아침에 마시는 것이 좋다. 아침이 피로감을 덜 느끼는 때이기 때문이다. 최근 연구에 따르면 저녁에 마시는 커피는 멜라토닌의 분비를 40분 정도 늦추는 효과가 있어서 피하는 것이 좋다. 저녁에 커피를 마시면 잠을 잘 못 이루는 것도 바로 그 때문이다. 적당한 양의 모닝커피는 오히려 건강에 좋다. 의학계의 연구에 따르면 하루에 커피 한 잔에서 세 잔까지는 심혈관계질환과 당뇨병을 낮추는 데 효과가 있는 것으로 밝혀졌다. 하지만 이는 카페인 성분 때문이 아니라 무카페인 커피에도 함유된 폴리페놀이라는 성분 때문인 것으로 추정된다.

· 최적의 업무 리듬

태양이 높이 올라갈수록 날은 점점 따뜻해지고 밝아진다. 새들의 콘서트도 서서히 잦아든다. 오전 시간은 잘 계획하기만 하면 대부분의 사람들이 집중해서 많은 일을 즐겁게 할 수 있는 매우 생산적인 시간이다. 심리학 연구 결과에 따르면 일반 성인이 한 가지 일에 집중할 수 있는 시간은 1시간 30분에서 2시간이라고 한다. 이 주의집중 주기는 기본 휴식 활동 주기Basal Rest and Activity Cycle(BRAC)라 불리기도 한다.

강연자를 위한 황금률도 이 같은 원칙을 기본으로 한다. 어떤 주제를 얘기해도 좋지만 1시간 30분을 넘기면 안 된다. 사실 같은 주제로 어떤 일을 할 때 휴식 없이 최대 1시간 30분에서 2시간 동안 그 일에 집중할 수 있도록 시간을 정할 필요가 있다. 또한 생체리듬에 맞추어 하루의 일정을 짠다면 1시간 30분 단위로 일정을 계획하는 것이 좋다. 각 주기가 끝날 때마다 적어도 15분 정도 휴식을 취하여 일에서 주의를 돌릴 필요가 있다. 그러니 휴식 시간에 업무용 이메일을 읽거나 전화 통화를 하지 말라!

한 가지 일에 몰두하여 1시간 30분 동안 일한 다음 휴식을 취하면 이전에는 경험하지 못했던 생산성을 얻게 될 것이다. 특히 1시간 30분의 주기가 끝날 쯤에는 휴식을 갖기 위해 서둘러 일을 끝내는 자신을 발견할 것이다. 그런 다음 휴식을 취하고 다시 시작할 힘을 얻는다. 이는 하루 종일 해야 할 업무에서 지치지 않고 나아갈 수 있도록 힘을 주는 '보상 휴식'이라고 할 만하다. 대략 이 정도의 시간 프레임을 정해서 하루 업무를 처리하라. 1시간 30분이나 2시간 일하고 15분씩 휴식을 하는 방식 말이다. 하지만 아무리 열정적으로 일을 해도 잊지 말아야 할 것이 있다. 점심시간에는 밥을 먹고 간단히 산보할 수 있을 정도의 긴 휴식이 필요하다.

일을 언제 시작할지, 하루에 얼마만큼의 일을 할지에 대해서는 자세히 설명하지 않으려 한다. 앞에서도 얘기한 것처럼 아침형 인간과 저녁형 인간이 있고 모두에게 적용되는 정확한 규칙은 있을 수 없기 때문이다. 일을 시작하고 그만두는 데 최적의 시간이 언제인지는 스스로가 판단해야 한다. 어떤 사람에게는 점심시간을 연장하거나 저녁에 더 오래 일하는 것이 나을 수도 있다. 아니면 타이트한 스케줄로 계획된 시간 안에 집중해서 일하고 휴식하는 것이 나은 사람도 있다.

이 규칙에 따라서 이벤트를 멋지게 기획할 수도 있다. 국제암학회와 생체리듬학회를 공동 주최하는 과정에서 나는 처음으로 이 규칙을 활용해서 세 명의 강연자가 각각 1시간 30분 간격으로 강연하도록 시간을 배치했다. 각 강연이 끝난 후에는 30분의 휴식 시간 동안 차나 커피를 마시며 담소를 나누도록 했다(요즘에는 채소나 과일 뷔페도 괜찮을 것이다). 회의 처음에는 여러 참석자가 강연 시간을 두세 시간으로 하고 중간에 30분씩 휴식하는 것이 시간 활용에 더 경제적이지 않겠느냐고 제안을 했다. 하지만 학회의 막바지에 이르자 모두들 이렇게 기분 좋은 방식으로 설계된 학회는 한 번도 경험해 보지 못했다는 칭송을 나에게 보냈다. 휴식 시간에 연구자들은 개인적으로 서로 대화를 나누며 교류했고 강연 시간은 집중력을 흩뜨리지 않을 정도로 적절해서 진지하고 흥미로웠다. 때로 적은 것이 분명 알찰 때가 있다.

자, 이제 다시 주제로 돌아와 우리의 일상으로 돌아가 보자. 아침에 길게 늘어진 그림자가 짧아질수록 뜨거운 여름이 가까워진다. 들판 위로 말똥가리들이 빙빙 돌며 간혹 울음소리를 낸다. 아침 공기는 더 이상 예전만큼 맑지 않고 여름이면 오후에 종종 폭풍우가 몰려온다. 증발하는 물이 습도를 높인다. 높은 습도는 우리의 신체가 물을 배출하는 것을 막아 주는 역할을 하지만 그로 인해 불쾌감이 유발된다. 겨울이면 눈이 정오의 빛을 받아 빛나는데 눈과 얼음에 반사되는 태양 빛은 연중 강도가 최고치다.

• 여유 있는 점심 식사

이제 점심시간이다. 앞에서 말한 것처럼 점심은 지나치게 화려하지 않아야 하는데 특히 더운 여름날에는 그러하다. 또한 소화 기관이 음식을 잘 소화시키고 발효시켜서 영양분이 몸에 잘 흡수되도록 하려면 무엇보다 식사 시간이 충분해야 한다.

그런데 천천히, 지혜로운 식사를 하려면 무엇보다 질 좋은 식품을 섭취해야 한다. 채식주의자가 아니라면 패스트푸드 체인점에서 만든 버거를 입에 넣고 천천히 씹으며 패티와 빵, 채소의 식감을 음미해 보라. 그저 토하지만 않기를 바랄 뿐이다.

산업공정을 거쳐 가공되고 보존된 식품은 자연스러운 맛이 결여되어서 산업체에서는 맛을 부자연스럽게 강화하고 향을 오래 보존하는 여러 첨가물을 넣는다. 예를 들어 글루타민과 소금 등이 첨가물에 속한다. 이것들이 많이 함유된 음식은 신선하고 자연스러운 음식에 익숙해진 당신의 입맛에는 이상할 것이다. 첨가물은 또한 배고픔과 목마름을 지나치게 불러일으키는데 이는 첨가물로 인해서 음식은 맛있다고 느끼지만 비타민이나 가치 있는 영양 성분이 결여되어 있기 때문에 나타나는 현상이다.

음식을 먹고 난 후 소화관에서 일어나는 일은 복잡한 오케스트라 연주와도 같다. 각기 다른 환경에서 여러 종류의 물질들이 영양 성분을 최적화해서 우리 몸에 공급하기 위한 활동을 벌인다. 구강 내의 타액은 일반적으로 중성에서 약알칼리성의 성질을 가지고 있으며 효소가 담겨 있는데, 특히 당분으로 전환되는 전분과 같은 탄수화물을 분해하기도 한다. 음식물이 들어와 미즙 chyme(음식물이 소화액에 의해 죽처럼 된 상태)이 되면 매우 강한 산성으로 변한다. 위장에서 염산은 음식에서 단백질을 분해하여 아미노산으로 만드는 소화작용을 도와준다. 이것이 효율적으로 이루어지면 체내에서 알레르기를 일으키지 않고 단백질을 잘 소화시킬 수 있다. 대부분의 알레르기 항원은 단백질 또는 단백질 화합물이다. 위산은 우리가 배고픔을 느낄 때나 음식 냄새를 맡을 때 혹은 곧 음식을 먹을 것이라고 기대할 때 나온다. 러시아 생리학자인 이반 파블로프Ivan Pavlov는 이것을 개를 대상으로 한 실험에서 증명했는데 위장에서 일어나는 타액의 반사작용은 그 개의 이름에서 따왔다.

미즙은 나아가 부분적으로 십이지장에 침투한다. 여기에서 산은 췌장과 담즙의 소화액을 통해 다시 중화된다. 이것은 알칼리성 대기를 만들고, 효소는 식용 유지나 지방과 결합하여 단순한 지방산으로 분해된다. 소화작용이란 다른 생명체(식물 또는 동물)에서 만들어진 음식물을 분해하여 우리 몸의 세포로 변형시키거나 에너지로 변형될 수 있도록 조정하는 과정이다. 우리가 먹는 것이 곧 우리 자신이 될 수 없는 것도 바로 그 때문이다. 늑대가 아무리 양을 많이 잡아먹는다고 해서 양이 되지는 않는다. 신체의 유기 조직에서 개별 구성 요소는 모체의 자산이 아니라 인체 세포와 기관을 이루는 기본 구성단위가 된다. 이것은 우리의 소화 시스템에서 적극적으로 활동하는데 음식을 섭취한 후 특정한 리듬에 맞춰 작동한다.

그러므로 식사만큼 제때 적절한 물질을 생산하는 것이 얼마나 중요한지 확실히 보여 주는 예는 없을 것이다. 실제로 빛을 제외하고 식사 시간이야말로 가장 중요한 시간생물학의 타이머라고 할 수 있다. 또한 식사 시간은 우리가 건강과 웰빙을 위해 능동적으로 사용하고 도움을 받을 수 있는 효과적인 지렛대다. 그러니 규칙적으로 식사하라.

• 오후의 낮잠

정오가 지나면 대낮의 열기와 밝음이 한두 시간 동안 최고조에 이르는데 이때 많은 사람이 피곤함을 느낀다. '식사 후에 쉬거나 천 보를 걸어라'고 하는데 소화를 위해 어떤 활동이 좋은지에 대해서는 문화마다 처방이 다르다. 남쪽 나라에서는 보통 점심 식사 후에 긴 휴식을 취하는 시에스타siesta(낮잠)가 보편적인 데 반해 인도의 아유르베다Ayurveda 의학에서는 식사 후 낮잠이 소화를 방해할 수 있다며 권하지 않는다. 적어도 식사 후에는 달리기와 같은 격한 운동은 피하는 것이 좋지만 산보는 확실히 괜찮다. 소화하는 때에 미주신경이 가장 활성화되는데 격한 운동을 하면 그 기능이 즉시 저하된다.

남쪽 지역의 나라에서는 사람들이 가장 뜨거운 낮 시간에는 휴식을 취하는 습관이 있다. 오후가 되면 가게 문을 닫고 이른 저녁이 될 때까지 대부분의 생명이 잠시 휴식을 갖는다. 오늘날 우리네의 바쁜 일상에서도 점심시간의 휴식은 이로운 것으로 증명되었다. 한낮에 몹시 피곤할 때 그리 길지 않은 낮잠을 자고 나면 일상이 한결 정돈되는 것을 알 수 있다. 이때 낮잠 시간을 짧게 하는 것이 중요하다. 배부르게 식사를 하고 바로 잠자리에 들면 포

만한 위장에서 올라오는 위산의 역류로 인해 속 쓰림이 발생할 수 있다. 그러니 낮잠 시간은 15분에서 25분이면 충분하다. 알람을 켜 놓고 제시간에 깨어날 수 있도록 하라.

- **황금시간대**

  오후 3시 이후부터 일몰 시간까지의 낮 시간에는 매우 아름다운 빛이 세상을 감싸는데 사진가들이 특히 사랑하는 이 시간을 '황금시간대'라고 부른다. 사진 찍기를 좋아한다면 이 시간이 풍경이나 인물을 찍기에 가장 좋은 시간이다. 늦은 오후의 황금빛 속에서 세상의 모든 것이 초월적인 아름다움을 띠는데 이를 사진 이미지로도 볼 수 있다. 요즘에는 세상의 모든 풍경에 황금시간대의 빛을 입혀서 보여 주는 앱도 출시되었다.

  오후는 대부분의 사람들에게 아침과는 확실히 질이 다른 생산성을 보여 주는 시간이기도 하다. 아침에 느꼈던 활기는 더 이상 없지만 자신이 할 일과 해 온 일을 포괄적으로 볼 수 있는, 더 나은 시선을 갖게 된다. 오후 시간을 창조적이고 보람차게 보내되 오전과 마찬가지로 업무 시간 사이에 휴식을 취하자. 1시간 30분간의 리듬감 있는 업무 시간을 배분해 당신은 좀 더 집중력 있게 일할 수 있을 것이다.

- **일몰 시간**

　일몰 시간은 왠지 아쉬움이 남는 시간이기도 하다. 무의식적으로 우리는 과거를 돌아보며 그것들을 떠나보내는 연습을 한다. 이는 우리 삶의 마지막에 맞이할 커다란 작별을 축약한 것과도 같다. 봄철에는 저녁이 되면 새들의 콘서트가 다시 열린다. 그러다가 노래가 점점 잦아들고 새들이 물웅덩이를 찾아 물을 마신 다음 밤을 새울 둥지를 찾아 들어간다. 밤새들은 자신의 영역을 알리는 노래를 시작한다. 여름이면 귀뚜라미나 여치 등의 노랫소리가 들릴 것이고 겨울이면 자연은 고요함으로 가득 찰 것이다.

　우리의 소화관은 밤에 활발하게 작동하지 않도록 만들어졌기 때문에 가벼운 저녁을 늦지 않게 먹는 것이 좋다. 이상적인 저녁 식사 시간은 오후 5시에서 7시 사이이다. 밤에 잠자리에 들기 전 소화기관이 활동할 수 있는 충분한 시간이 필요하다. 자연스럽게 수면을 도와주는 멜라토닌 성분이 함유된 식품도 있다. 또 멜라토닌의 선구물질이자 밤에 송과샘pineal gland에서 멜라토닌으로 바뀌는 세로토닌도 매우 유용한 물질이다. 멜라토닌이 함유되었거나 멜라토닌을 활성화하는 식품으로는 파인애플과 바나나, 오렌지와 토마토, 귀리나 보리, 쌀 등이 있다. 미생물을 촉진하는 식품으로 건강과 수면에 좋은 저녁 식사를 마련해 보길 바란다.

　일단 강황과 계피, 고수를 곁들여 밥을 지은 다음 거기에 새싹 샐러드에 크림치즈를 곁들여 먹어 보자. 아니면 치커리와 오렌지,

사과, 아보카도나 상추를 섞은 샐러드에 호두와 사과식초, 소금을 뿌린 다음 신선한 아마씨유 오일을 넣어 샐러드를 만들어 보라 (216~218페이지에서 레시피를 볼 수 있다). 물론 모든 재료가 유기농 농장에서 자란 것이라면 더할 나위 없을 것이다.

그런데도 잠을 잘 못 이루겠다면 라벤더나 레몬밤, 장미와 같은 에센셜 오일을 한두 방울 베갯잇에 떨어뜨려 보라. 아로마 테라피는 코를 통해서만 효과를 보는 것은 아니다. 연구 결과, 몸의 다른 세포들에도 후각 센서가 있으며 냄새에 영향을 받는다는 사실이 밝혀졌다. 라벤더 오일은 특히 진정 효과가 크고 수면에 도움을 주는데 이는 레몬밤 오일도 마찬가지다. 또 연구에 따르면, 장미 오일은 수면 중 장기기억을 강화하는 역할을 하는 것으로 밝혀졌다.

또한 꿀을 한 방울 떨어뜨린 따뜻한 우유 한 잔도 수면에 도움을 주는 것으로 과학적으로 입증되었다. 꿀이나 설탕이 담긴 홈메이드 처방을 하고 난 후에는 치아가 상할 수도 있으니 반드시 양치질을 하는 것을 잊지 말자.

· **당신이 잠든 사이**

밤이 찾아온다. 과거에 밤은 야수들이 먹이를 찾는 시간으로 인간에게는 커다란 위협 요인이었다. 초기의 인류는 불을 피움으로써 위험에 대처하고 사회성을 도모했다. 불 옆에서 일상다반사를 의논하고 살면서 겪은 일들과 사건에 대해 얘기를 나눴다. 또한 기록문화가 생겨나기 전 신화와 동화 그리고 위대한 서사시가 입에서 입으로 전해지는 시간이기도 했다.

빛이 잦아들면서 드디어 진정한 어둠이 세상을 지배한다. 달의 주기에 따라 달빛으로 빛나는 밤이 있는가 하면 완벽한 어둠 속에서 별들만 반짝이는 밤도 있다. 야외에서 잠드는 사람의 머리 위로 놀라운 하늘의 풍경이 펼쳐지는데 수천 개의 별들로 가득 찬 잠자리는 5성이나 6성, 7성급 호텔이 전혀 부럽지 않을 정도다. 전통적으로 볼 때 계절에 따라 약간씩 차이가 있지만 잠자리에 드는 시간은 밤 9시에서 11시 사이였다. 12시 이후에 잠드는 일이 허다한 오늘날 '자정 전에 잠들기'가 중요한 것은 초기 두 시간 동안의 수면이 우리의 건강에 매우 중요한 역할을 하기 때문이다.

잠이 들고 10분에서 60분 뒤에 수면의 깊이가 가장 최고조에 이르며 우리는 깊은 무의식 상태에 빠진다. 특히 유년기의 막바지인 10세에서 11세 사이의 아동이 경험하는 이 시간의 수면은 심도가 너무나 깊어서 유명한 수면 연구가인 윌리엄 디멘트William Dement는 그의 책 《수면과 우리의 건강Der Schlaf und unsere Gesundheit》에서 이 아이들의 수면이 우리가 관찰할 수 있는 가장 깊은 수면 상태가 아닐까 한다고 저술했다. 이 상태에 있을 때 아이들은 말 그대로 거의 깨어나지 못한다. 사람의 키는 18세까지만 자라지만 수면 주기 초기에는 성장호르몬이 분비되어 파괴된 몸의 세포조직을 재생시킨다. 또한 이 기간 동안 면역체계에 의해서 세포증식도 활발하게 이루어진다. 침입한 외부 세포나 체내의 암세포 등도 초기 수면 주기에 면역체계를 통해 반응성이 큰 산소 분자 등의 공격을 받아 파괴된다. 우리 체내에는 건강한 체내 세포를 해칠 수 있는 반응성 활성산소가 잔존한다. 하지만 성장호르몬 분비가 절정에 달하고 나서 잠시 후에 즉 새벽 1시에서 3시 사이에 송과샘에서 나오는 멜라토닌의 분비량도 최고에 달한다. 이미 살펴본 바와 같이 멜라토닌은 소위 산화 촉진제라 불리는 활성산소에 대항할 수 있는 가장 강력한 물질이다. 그리하여 멜라토닌은 체내 세포에 잔존하는 과다한 활성산소를 제거하여 몸을 회복시킨다. 산소를 중화하는 이 능력을 항산화 작용Antioxidation이라고 한다. 멜라토닌은 적시에 분비될 때, 즉 성장호르몬에 의해 면역체계가 활성화된 후에 분비될 때 건강한 세포의 파괴를 막고 우리 몸을 보호해 준다.

아침이 가까워지면 세 번째 호르몬이 등장하는데 맥박이 뛰듯이 분출하는 이 호르몬은 부신피질에서 분비되는 것이다. 이 호르몬을 코르티솔이라 부른다. 코르티솔은 면역체계를 누그러뜨려서 다가올 하루를 준비하도록 한다. 여기서 타이밍이 제일 중요하다. 멜라토닌은 성장호르몬이 분출하기 전이 아니라 후에 분비되어야 하는데, 반대의 경우에는 활성산소를 너무 빨리 제거해 버려서 면역체계의 작용을 방해하게 된다. 마찬가지로 코르티솔은 밤이 끝나 가는 시점에 생산되는데 그렇지 않으면 효과를 발휘하기도 전에 면역체계가 마비되어 버리기 때문이다. 코르티솔이 저녁에 분비될 경우 바로 이런 문제가 발생한다. 잘못된 타이밍으로 인하여 면역체계가 약화되는 것이다. 실제로 시간생물학에 의거하여 정확하게 코르티솔 호르몬제를 처방받을 경우 생체의 시간적 흐름을 고려하지 않을 때보다 부작용이 훨씬 적을 수 있다. 하지만 여전히 이 처방은 다른 약제에 비해 훨씬 비용이 많이 드는데 인체에서 천천히 용해되는 물질에 둘러싸인 코르티솔 약제는 저녁에 복용해도 잠 깨기 전인 새벽에야 인체에 작용하도록 되어 있다.

오랫동안 의학계에서는 수면 연구를 도외시해 왔는데 최근에는 인체의 건강에서 수면이 차지하는 중요성에 대한 지식이 엄청나게 많이 쌓이고 있다. 건강한 수면은 우리의 건강을 회복시키고 의식을 맑게 해 줄 뿐 아니라 활기차고 긴 인생에서 필수적으로 요구되는 부분이기도 하다. 우리의 인생 에너지는 저축 통장과 비교할 수 있다. 우리는 대부분 건강하게 태어나서 삶의 온갖 어려움에도 질병을 꿋꿋이 헤쳐 나가며 건강함을 지킨다. 낮 동안 우리는 통장에서 돈을 인출하듯이 몸과 마음을 쓴다. 스트레스와 걱정, 감정적 부담과 육체적 노동 같은 일상적 활동을 영위하기 위해서는 삶의 에너지가 필요할 수밖에 없다. 다행히도 우리에게는 수면이 있다! 잠을 자는 동안 우리 몸은 인생이라는 통장에서 빌린 빚을 모두 갚아 나가는데 하루 동안 발생했던 부상이나 작은 피해, 신진대사의 혼란 등이 전체적으로 정리되고 회복된다. 이 시간 동안 우리의 면역체계는 인터류킨interleukin(면역 담당 세포가 분비하는 면역 매개 물질-옮긴이)을 생성해 내는데 이 물질은 우리 몸에 극도의 피로감을 주어 가라앉게 하는 역할을 한다. 아마 감기에 걸리거나 다른 염증에 시달리거나 작은 부상을 입은 적이 있다면 여러분도 느꼈을 것이다. 회복기에 잠을 푹 자는 것이 무엇보다 중요하다는 사실을 말이다. 따라서 감기에 걸렸을 때 노트북이나 휴대폰을 들여다보지 말고 누워서 휴식하는 것이 꼭 필요하다.

하지만 불행히도 아무리 충분히 수면을 취해도 모든 신체의 부상이 한꺼번에 치료되고 몸이 완벽한 균형을 찾을 수는 없다. 낮에 인출한 금액보다 밤에 채워 넣는 액수가 항상 조금씩 모자라기 마련이다. 우리가 노화하는 것은 바로 이 때문이다. 하지만 잠을 잘 잔다면 건강과 젊음을 더 오랫동안 유지할 수 있는 가능성이 높아질 것이다. 낮에 인출한 금액을 밤에 금세 채워 놓음으로써 통장 잔고가 풍부한 상태로 오랫동안 삶을 유지할 수 있다.

인생 통장이 많이 가벼워지면 부상이나 감염에 대한 저항력이 한층 약화된다. 그렇게 되면 혈전이나 골절도 쉽게 일어날 수 있다. 현대 의학의 도움을 받아 몇 년 동안 근근이 살 수는 있겠지만 작은 감기조차도 치명적이어서 저항하지 못하는 때가 오기 마련이다. 그때가 우리 인생이 종말을 고하는 때다. 그런데 이 삶의 종말을 가능한 한 길게 연장하기 위해서 굳이 발버둥칠 필요가 있는지 의문이다. 국민 한 사람이 평생 지불한 건강보험료는 한 해 동안 모두 탕진될 수 있다. 다시 말해 마지막 한 해를 더 살기 위해 우리가 평생 모은 돈을 비참하게 쓰는 것이다. 우리가 종종 망각하는 것은 우리 인생도 하나의 주기라는 사실이다. 살면서 우리는 어린아이와 노인의 유사점에 대한 이야기를 많이 들었다.

아무튼 지금은 밤의 휴식에 대해 이야기를 집중해 보자. 아이들은 잠을 자면서도 성장하는데 어떻게 보면 잠자는 동안에만 성장한다고 말할 수 있다. 육신이 움직임으로부터 자유로운 밤 시간에 수면을 통해 세포분열이 자연스럽게 일어나고 몸이 회복된다. 세포분열 동안 몸은 육체적, 화학적 장애에 특히 예민하게 반응한다. DNA로 알려진 디옥시리보핵산deoxyribonucleic acid은 유전정보를 담고 있는 세포핵 속의 물질로서 밤 시간에 복제가 일어나며, 다중 나선형의 형체가 우아하고 날렵하게 풀린다. 그들이 상대적으로 많은 양의 세포에 퍼질 수 있는 것은 이 때문이며 화학물질에 민감하고 특히 방사선에 민감한 것도 이와 관련 있다.

생명을 유지하는 데 핵심적 요소일 뿐 아니라 우리가 늘 호흡하는 공기에는 두 개의 산소 원소가 상대적으로 안정된 형태로 결합된 O_2가 들어 있다. 인체에서 산소 원자는 음식의 탄소와 합쳐져 에너지를 생성한다. 이 과정에서 생성된 CO_2가 폐를 통해 배출되며 이는 느린 연소 과정이기도 하다. 식물은 잎을 통해 햇빛을 흡수해서 포도당(흙에서 물을, 그리고 대기 중의 CO_2에서 탄소를 획득하여 만들어짐)과 산소를 만들어 내는데 산소는 바깥 공기로 다시 배출된다. 식물은 우리를 필요로 하고 우리는 식물을 필요로 하는 멋진 순환이 아닐 수 없다. 햇빛, 물, 미네랄, 동물과 사람의 호흡기에서 나오는 공기 등을 이용해 식물이 만들어 낸 모든 것은 포도당에서 비롯되는데, 셀룰로오스, 목재, 잎, 에센셜 오일, 쓴맛이 나거나 향이 나는 물질, 엽록소, 지방 등에도 포도당이 함유되어 있다. 모든 동물은 식물의 이러한 활동으로 인해 생존을 보장받으며 소, 닭 또는 돼지의 고기와 젖, 그리고 달걀 등도 궁극적으로는 식물 활동의 산물이다. 이는 우리의 몸도 마찬가지다. 우리가 지금 마주하고 있는 건강한 몸은 시작도 없고 끝도 없는 자연 속 생명 순환 흐름의 일부일 뿐이다. 우리가 식물 세계에서 채취하여 섭취한 음식물은 결국 호흡으로 다시 식물 세계로 돌아가기 때문이다. 또한 인간의 배설물을 자양분으로 삼아 식물은 다시 새롭게 자라나고 인간은 다시 그 식물을 취함으로써 이득을 얻는다.

오존은 화학적으로 삼중으로 결합된 산소 분자 O_3이며, 활성산소의 하나다. 활성산소는 박테리아와 바이러스를 죽임으로써 바깥 공기를 좋은 공기로 만들어 준다. 우리 인간은 적은 양의 오존만으로도 한결 몸에 활력이 솟고 원기가 난다. 강한 자외선이 공기 중에서 활동할 때 오존농도도 높아진다. 태양등을 켜거나 일광욕실에 들어가면 자외선에 의해 생성되는, 상대적으로 농도 짙

은 오존이 뿜어내는 강한 냄새를 맡을 수 있을 것이다. 햇빛조차
도 자외선을 포함하고 있으므로 공기가 특별히 더 깨끗하고 자외
선 농도가 강한 햇빛이 내리쬐는 봄날에는 오존이 많이 방출된다.
그런 날에는 종종 오존 냄새를 맡을 수도 있다.

자외선과 그로 인한 활성산소는 세포핵이 세포분열하는 동안
에는 인체에 매우 해로울 수 있다. 활성산소는 하나 이상의 유리
기(쌍을 이루고 있지 않은 고립된 전자를 가진 원자, 원자단 또는 화합물-옮
긴이)를 가지고 있어 반응성이 높고 다른 분자와 화합물을 만들면
서 화학 성분이 바뀌는 성질을 가지고 있다. 활성산소는 살짝 술
취한 상태에서 여자를 찾아 헤매는 총각에 비유할 수도 있다. 자
신에게 맞는 분자를 찾으면 분자를 낚아채서 자기에게 묶어 두려
고 한다.

또한 우리의 면역체계는 매우 짧은 수명의 O_8(산소 원자 8개로
구성된 분자)까지 포함하는 활성산소를 이용하여 박테리아의 세포
벽을 죽이거나 우리 몸에 침입한 암세포를 무력화하기도 한다. 밤
에 잘 때 유기체가 세포분열을 하는 것은 아마도 자외선을 함유
한 햇볕이 내리쬐는 낮 시간을 피하기 위해서일 것이다. 그러다
전기 방사기의 도입과 함께 일광욕실 같은 공간에서는 밤에도 자
외선을 만들 수 있고 수면 시간도 바꿀 수 있게 되었다. 하지만 생
체시계가 전이되어 낮 동안이나 태양 빛 아래서도 세포분열이 가
능해지면 몸에는 위협 요소가 될 수 있다. 활성산소로 인해 핵에

결함이 생겨 돌연변이가 발생할 수 있다. 정상세포가 악성 암세포로 전환되려면 약 20개의 연속적인 돌연변이가 필요한 것으로 추정된다. 사실 건강한 사람의 몸속에서도 끊임없이 암세포가 생기지만 면역체계가 암세포를 쉽게 극복해 낸다. 하지만 돌연변이의 비율이 너무 높거나 면역체계가 극도로 약해지면 암세포는 종양으로 변하게 된다.

2014년 암세포 성장에 대한 연구가 있었는데 암세포를 백신으로 주입한 다음 수면을 잘 취하는 경우와 수면을 방해받는 경우 실험동물의 신체에서 어떤 변화가 있는지를 관찰했다. 연구 결과, 두 경우 차이가 너무나 커서 수면장애에 대한 치료 효과를 보기 위해서 굳이 통계자료를 참고할 필요가 없었다. 겨우 28일밖에 지나지 않았는데도 실험동물이 수면을 방해받으면 새롭게 성장한 종양의 크기는 정상적으로 수면을 취한 동물과 비교해서 두 배에서 네 배로 커졌다. 수면의 중요성을 인식하여 암 치료 전문의사들이 암 환자들을 수면 학교라든가 생체리듬 치료 프로그램에 보내는 일이 거의 없는 현실을 비춰 보면 놀라운 실험 결과라 할 수 있다. 많은 암 환자가 실제로 발병 초기에 생체리듬 테라피로 치료 가능한 수면장애 현상을 보인다(수면도 일상의 한 부분이다). 하지만 불행히도 생체리듬 치료는 의학계에서도 거의 알려지지 않았다. 이제 생체리듬 테라피에 대한 구체적인 예를 들여다보기로 하자.

특별히 수면의 질을 높이는 것은 암의 경우에만 해당되는 것이 아니다. 하버드 의대의 생체리듬 연구 그룹이 2011년《미국의학협회저널The Journal of the American Medical Association(JAMA)》에 발표한 연구에 따르면 '수면장애'라는 단순한 진단을 받은 이들도 이후 엄청나게 다양한 질병에 노출되었다.

- 우울증은 2배
- 번아웃증후군은 3배
- 직장에서 집으로 돌아오는 길에 잠에 빠지는 확률은 4배
- 소화기계통 장애는 1.5배
- 불안장애는 3배
- 전체 건강상태가 2배로 악화

이 상황들은 사소한 문제라고 볼 수 없으며 실제로 오늘날 잠을 푹 잘 자는 것은 하나의 의학적 치료 목표라고도 볼 수 있다. 어쩌면 의사들이 쉽게 처방하는 수면제를 복용하면 되지 않느냐고 생각할 수도 있다. 미국에서 가장 유명한 수면의학협회인 수면의학 아카데미Academy of Sleep Medicine의 회장인 샘 플레이시맨 Sam Fleishman은 저명한 과학저널《네이처Nature》에 기고한 글에서 그런 관점을 피력했다. 그에 따르면 수면의 중요성을 염두에 둔다면 의사들이 수면제를 처방하는 것에 대해 그리 걱정할 필요가 없다는 것이다. 그의 글을 읽고 나는 저명한 수면 연구자 네 명

에게 혹시 약리적 처방을 통한 수면의 긍정적인 건강 효과에 대한 연구 결과가 있는지 서면으로 자문을 구했다. 그 결과 네 명의 연구자 모두에게 '아니오'라는 답을 받았다. 그와 관련된 연구 결과는 없다는 것이었다. 저명한 이스라엘의 수면 연구가이며 이스라엘 최고의 기술대학인 테크니온Technion의 지도자이기도 한 페레즈 라비Perez Lavie는 나에게 수면제의 부작용과 효과를 연구하는 대니얼 크립키Daniel Kripke를 소개해 주었다. 대니얼과 함께 나는《네이처》에 플레이시맨의 주장을 반박하는 연구 결과를 담은 글을 실었다. 연구 결과에 따르면, 만성적으로 수면제를 사용하는 환자들에게서는 발암률이 50퍼센트 이상 높고 감염률이 배 이상이라는 사실이 밝혀졌다.《네이처》에 기고문을 싣기 전 나는 플레이시맨이 우리의 연구 결과에 대해 어떻게 생각하는지 듣고 싶어 연락을 취했다. 하지만 그는 나의 이메일에도, 그의 주장에 대한 나의 반론에도 답하지 않았다.

수면은 우리 일상의 한 부분이므로 수면의 질을 높이는 생체리듬 테라피는 수면제의 미심쩍은 부작용에 대한 걱정 없이 여러 가지 질병의 상태를 호전시킬 수 있다.

잠을 잘 자지 못하면 기분이나 주의력, 각성 능력 등이 모두 떨어진다. 오랫동안 수면장애에 시달릴 경우 공무원들이 행정 업무상 실수할 확률은 43퍼센트나 높아지고, 노동자들도 실수할 확률이 22퍼센트 증가하고 감정 조절도 어려워진다. 수면장애가 리듬 테라피나 회복력 훈련, 혹은 호흡 테라피 등으로 자연스럽게 호전된다면 우울한 기분이나 회사 내의 갈등도 상당 부분 피할 수 있을 것이다. 이를 위해서는 무엇보다도 건강한 수면이 얼마나 중요한지를 성찰하고 이를 위해 무엇을 할 것인지를 생각해 봐야 한다. 이 책의 3장에서 이 주제에 대한 대안을 찾을 수 있다.

» 너무 일찍 시작하는 학교

오늘날의 많은 제도는 황제가 지배하던 오스트리아나 독일제국 치하에서 관료들이 늙은 황제들을 즐겁게 해 주기 위해 만든 그대로 이어져 오고 있다. 오스트리아의 황제는 나이 들면서 점점 더 일찍 새벽에 일어나는 바람에 관료들도 새벽바람부터 일을 시작했다고 한다. 오늘날의 학교 시간표도 그 시대에 정해진 그대로 내려온 듯하다. 많은 학생이 학교 시간표에 대해 피로감을 호소하고 있으며 오스트리아와 독일, 스위스의 여러 학교에서 수업 시작 시간이나 휴식 시간을 좀 더 의미 있고 생체리듬에 맞게 배분하는 문제에 대해 나에게 자문을 구했다. 사실 학교 등교 시간이 너무 이른 탓에 많은 학생이 괴로워하고 있고 아침에도 식욕을 느끼지 못한다.

• 등교하는 시간을 늦춰보니

여러 수면 의학 관련 책에서 제시하는 수면 곡선을 통해 우리는 유아와 어린이, 청소년과 성인이 얼마나 잠을 자는지에 대한 통계자료를 확인할 수 있다. 그런데 수면 곡선이 급격히 꺾이는 지점이 만 6세로, 필요한 수면 시간에서 거의 1시간이나 모자라는 것을 알 수 있다. 이것이 생리적인 자연스러운 감소 현상이 아니라 조기 등교 때문이라는 것을 나는 곧 알게 되었다.

뮌헨의 생체생물학자인 틸 뢰네베르크Till Rönneberg는 매우 흥미로운 연구 결과를 발표했는데 어린이들은 아침형 인간에 가깝고 청소년의 경우 20세가 될 때까지는 매우 심한 저녁형 인간에 해당한다는 것이다. 필요한 수면 시간과 일주기성 인자의 변화라는 두 요소를 종합한 결과, 어린이와 청소년의 등교 시간이 오전 7시 50분에서 8시는 너무 이르며 적어도 8시 30분 정도로 늦춰야 한다는 결론에 이르렀다. 클라겐푸르트Klagenfurt와 바젤Basel, 프라이부르크Freiburg와 베를린의 학교들은 이 연구 결과를 참고하여 학교 등교 시간을 늦추기로 했다.

또한 수업 시간을 기존 45분에서 60분으로 연장해야 한다는 일부 전문가들의 요구는 생체생물학적 시험을 통과하지 못했다. 영어나 수학과 같은 과목은 45분 수업을 지키되 예체능 관련 수업은 활동과 휴식의 생체리듬을 고려하여 1시간 30분 정도 시간을 주고 수업을 마친 후에는 학생들이 수업에서 배운 것을 정리할 수 있는 휴식 시간을 주는 것이 오히려 합리적인 것으로 밝혀졌다. 따라서 수업과 휴식 시간을 모두 합쳐서 2시간이 넘지 않도록 하는 것이 좋다(혹은 그 절반인 1시간으로 정한다).

8시 30분에 등교하는 학교는 일찍 출근하는 부모를 위해 어린이들이 스트레스 없이 편안하게 수업 시간까지 기다릴 수 있는 모임 교실을 운영했다. 하지만 시간이 지나면서 일하는 부모들이 늦어진 아이들의 등교 시간에 맞추어 출근 시간을 조정하면서 이 모임 교실도 서서히 비워졌다. 아이들의 수면 시간을 늘린 것이 결국 부모들에게도 이로운 결과로 돌아왔다.

수업을 1시간 30분과 45분으로 나누고 각각 휴식 시간을 주는 등 생체리듬을 반영한 수업 시간의 변화는 미네소타Minnesota의 교육학자인 카일라 와일스트롬Kyla Wahlstrom이 2002년에 실시한 대규모 연구 결과와도 상통한다. 수업을 늦게 시작하면서 자녀들이 늦은 시간까지 잠을 자지 않을까 걱정이라는 부모의 염려와는 달리 아이들은 첫 수업 시간에 훨씬 진지하게 집중하는 모습을 보였다. 또한 부모와 선생들도 아침 식사 시간을 좀 더 느긋하게 보낼 수 있다고 입을 모았다. 초기의 불안이 지나고 나서 모두들 결과에 크게 만족하면서 곧 대부분의 학교에서 수업 커리큘럼을 바꿨다. 요즘에는 늦게 등교한다는 이유만으로 해당 학교에 자리를 얻으려는 선생들이 많아졌다.

특히 잠을 잘 잔 학생들이 더 차분한 모습을 보인다는 연구 결과는 나에게 많은 생각 거리를 주었다. 가만히 있지 못해서 수업이나 선생들에게 큰 부담을 주는 주의력결핍장애ADHD 아동이 점점 많아지는 것이 현실이다. 보통 피곤함을 느끼는 아이들은 수업 시간에 지쳐서 조는 경우가 많다고 생각할 수 있다. 하지만 잠이 부족한 아이들은 저녁이면 훨씬 더 산만한 모습을 보이는 것을 알 수 있다. 불행히도 오늘날 일반적으로 처방하는 주의력결핍장애에 대한 약제는 리탈린Ritalin인데 이것의 활성 물질은 커피의 카페인과 비슷하다. 리탈린은 흥분시키고 각성시키는 효과가 있지만 역설적으로 주의력결핍장애 아동을 진정시키는 기능을 한다. 그런데 주의력결핍장애라는 진단을 받은 아이들이 단지 수면 부족이라는 문제를 가지고 있을 가능성은 없을까?

• 아동노동(무리한 학습)은 그만!

교육 프로젝트에 대한 설명회에서 나는 교사들보다는 부모들이 휴식 시간으로 인해 수업 시간이 줄어서 자신의 자녀들이 학습량을 감당하지 못할 것 같다며 걱정하는 얘기를 많이 듣는다. 이에 대해 나는 분명한 의견을 가지고 있으며 이를 부모에게 전달한다. 오늘날 우리는 인도나 아프리카의 아동노동에 대해서는 민감하게 반응하지만, 우리 아이들이 학교에서 해야 하는 노동에 대해서는 무심하다는 것을 지적한다. 아이들이 학교나 집에서 공부하는 시간을 모두 합하면 주당 40시간을 넘는 경우도 많다. 그렇다면 아이로 살아갈 수 있는 시간이 있을까?

나는 오늘날 우리 아이들이 지나치게 많은 학습 부담을 지고 있으며 그 부담을 덜어 주기 위해서 뭔가를 해야 한다고 생각한다. 또한 가르침의 양보다 더 중요한 것은 아이들이 배움에 얼마나 많은 관심을 보이느냐 하는 것이다. 다음은 작가 생텍쥐페리의 《사막의 도시Die Stadt in der Wüste》에서 인용한 구절이다. "당신이 배를 만들고 싶다면, 사람들에게 목재를 가져오게 하고 일을 지시하고 일감을 나눠 주는 일을 하지 말라. 그 대신 그들에게 저 넓고 끝없는 바다에 대한 동경심을 키워 주라."

일단 아이들에게 흥미가 생기면 배움을 강요할 필요가 없다. 스스로 배우기 때문이다. 아이들의 흥미와 열정을 불러일으키는 교육이야말로 우리가 아이들을 위해 바랄 수 있는 최고의 스승이다.

신경생리학 연구 결과에 따르면, 아이들의 두뇌가 성적에 대한 과도한 압박으로 가득 차 있지 않아야만 어른이 되어서도 뛰어난 정신활동을 할 수 있다고 한다. 가령 아이들이 너무 일찍부터 수학을 배우게 되면 자연 상태라면 수학에 익숙하지 않을 뇌의 한 부분도 수학에 대한 압박감에 시달리게 된다. 그 결과 그 부분의 뇌는 원래의 기능을 담당할 때보다는 수학 문제를 푸는 기능을 잘 발휘하지 못하게 된다. 2006년에 필립 쇼Philip Shaw와 그의 동료들이 연구해서 《네이처》에 쓴 논문에 따르면, 대뇌피질이 천천히 발달한 아이들은 17세에 실시한 지능검사에서 전보다 훨씬 나은 결과를 얻었다. 따라서 어린이들과 청소년들이 알맞은 시기에 재능과 관심을 가질 수 있도록 참고 기다리는 것이 중요하다는 것을 알 수 있다. 응용 시간생물학이 다루는 것도 바로 이 분야이므로 교육자나 교육부의 관료들이 학교 수업을 디자인하는 데 시간생물학자들과 의논한다면 매우 유용할 것이다.

» 주간 리듬: 최고의 일주일 보내기

여러분은 일주일이 어째서 8일이나 6일이 아니라 7일인지 궁금해한 적은 없는가? 물론 창세기에는 하나님이 세상을 창조하는 데 6일이 걸렸고 마지막 7일째에는 휴식을 취했다지만 창세기가 쓰였을 당시 이미 일주일의 주기는 유대인들의 삶에 깊이 뿌리내려 있었다. 또한 히브리어나 아랍어로 '일주일'이라는 단어는 7이라는 같은 어원을 갖고 있다.

아마도 일주일이 7일이라는 개념은 음력 달력에서 나온 것으로 28일이라는 완전한 달 주기의 4분의 1로 받아들였을 것이다. 달의 전체 주기에서 같은 길이로 4주기를 나눈 것이다. 초승달에서 상현달로 상현달에서 보름달로, 보름달에서 하현달로 다시 하현달에서 초승달로 나누었다.

흥미롭게도 시간생물학 연구의 맥락에서 치유와 재생 과정에 소위 격막 활동 리듬zirkaseptane Rhythm(생물체의 격막이 형성되고 소멸하는 활동 과정에서의 리듬을 일컫는 저자의 용어-옮긴이)이라고도 하는 7일간의 리듬을 기본으로 한 신체 매개변수가 있다는 것이 밝혀졌다. 성홍열은 7일간의 리듬으로 아이들의 체내에서 오르내리는데, 체온이 처음으로 정점에 오른 후 다시 떨어지는데 7일이 지나면 다시 상승했다가 떨어지고 14일 후에는 다시 약간 상승하는 추이를 보인다. 이 격막 활동 리듬은 자연스러운 치유 과정에서 관찰할 수 있으며, 재생과 치유 과정을 수반하는 신체의 자체 리듬일 가능성이 높다. 발치한 후의 치유 과정에서도 격막 활동 리듬이 발견되기도 했다. 발치한 후에는 볼이 홀쭉해지지만 7일 후에는 살짝 부풀어 오르고 다시 빠졌다가 14일 후에 부풀어 오른다. 3주가 지나면 이 같은 과정은 보통 끝이 난다.

장기이식 과정에서도 이식수술을 한 후 7일과 14일 그리고 21일째가 거부반응과 관련하여 가장 위험한 시기로 밝혀졌다. 의사들이 이러한 위험 주기를 모르고 너무 이른 시기에 수술 성공 결과를 발표한다는 것은 위험을 초래하는 일이다. 실제로 오스트리아의 한 대학병원에서 특별한 장기이식 수술을 하고 나서 6일째에 성공을 자축하는 자리를 열었는데 불행히도 7일째 되는 날에 환자가 사망하고 말았다. 우리의 면역체계는 외부 장기를 받아들이는 데 7일 주기의 리듬 체계를 가지고 있는 것이 분명하며 7일이 되기 전까지는 결과를 알 수 없다.

몇 년 전 연구자들은 치아 법랑질에서 출생 전에 발생해 약 7일의 리듬을 보여 주는 성장 고리를 발견했다. 법랑질을 형성하는 세포는 하루에 한 번씩 분열한다고 한다. 7일 또는 6일이나 8일 만에 미세하게 형성되는 이 고리는 밤이면 한결 넓어졌다가 다시 좁아진다.

비록 이집트인들은 10일 단위로 시간을 구분하고 로마제국에서 율리우스 카이사르Julius Caesar의 시대까지는 8일 단위의 주 개념이 널리 사용되었지만 오늘날에는 7일간의 주 개념이 세계적으로 통용되고 있다. 근대에 와서 러시아혁명기에 5일 단위의 주 개념과 프랑스혁명기에 10일 단위 주 개념이 도입되기도 했다. 이러한 시간 단위의 변경은 몇 년간 지속되었지만 얼마 못 가고 사람들은 7일 단위의 일주일 리듬으로 돌아왔다. 모두에게 훨씬 친숙한 방식이었던 것이다.

무력하다고 느끼거나 하루의 리듬을 일일이 다 챙길 수 없을 때도 일주일 단위의 리듬은 매우 유용하다. 사실 나만 해도 아주 바쁠 때는 하루하루의 리듬을 따라갈 수 없으며 일주일 단위의 리듬을 더 중요하게 여긴다. 주말이 생활의 에너지를 되찾고 건강을 돌아보게 만들기 때문이다. 일주일에 적어도 하루는 일요일과 같이 일상적인 근무일과는 다르게 보내야 한다. 물론 이틀간 휴일을 갖는 것이 더 낫겠지만, 적어도 토요일은 직장 업무와는 상관없는 집안일을 하고, 일요일에는 어떤 것도 휴식을 방해하지 않는 시간을 보낼 수 있어야 한다. 휴식의 날은 배우자와 가족 또는 자신만을 위한 시간이어야 한다. 또한 아주 친한 친구나 가족이 아니라면 방문하는 것도 자제하는 것이 좋다. 휴대폰을 끄고 대화나 독서 또는 음악 감상이나 취미 생활을 하며 시간을 보내자. 사우나가 가까이 있다면 거기서 기분 전환을 해도 좋고 오랫동안 위시 리스트에 담아 둔 책을 읽는 것도 좋다. 멋진 산을 오르거나 숲을 산책하거나 여름날 호숫가에서 지내는 것도 환영할 만하다.

어쩔 수 없이 주말에 해야 할 일이 있다면 시간 배분을 잘 해서 일을 마치고도 휴식과 여가 활동을 할 수 있도록 하자. 하루 종일 시간을 빼앗지 않는 한두 시간 정도의 일은 주말을 망치지 않겠지만 가능한 일과의 처음이나 끝 무렵에 배정하는 것이 좋다.

주말에 너무 늦게 잠이 들거나 너무 늦게까지 잠을 자는 것도 좋지 않다. 지나친 잠은 휴식을 취하는 데도 도움이 되지 않으니 짧게 낮잠을 자는 것이 오히려 좋다. 아주 피곤할 때는 15분 정도 낮잠을 자고 누군가에게 깨워 달라고 하거나 알람 시간을 맞추자. 이것을 하루에 여러 번 반복하는 것이 오전 11시까지 자는 것보다 훨씬 몸이 개운하다. 너무 늦게까지 잠을 자면 하루가 거의 지나가 버리기 때문이다. 하루 종일 멍한 상태로 있다 밤에도 잠을 잘 못 이루는 경우가 많다.

월 단위로 일 년을 채우는 구조는 오늘날 우리가 사용하는 태양력 이전에 이미 사용한 음력 달력에서 왔다. 상현달에서 보름달로 하현달에서 초승달로 이어지는 달의 '삭망' 주기는 모든 사람이 관찰할 수 있는 현상인데 이를 바탕으로 달력이 만들어졌을 것이다. 지구 주위를 대략 28일마다 도는 달 궤도는 태양 주위를 365일마다 도는 지구 궤도의 약수가 아니므로, 음력 날짜는 매년 며칠씩 양력 날짜와 어긋난다.

우리는 부활절에 이것을 잘 알 수 있다. 부활절 일요일은 춘분 뒤의 첫 번째 보름달 다음에 오는 일요일이기 때문이다. 춘분은 태양의 주기에 따른 것이고, 보름달은 달의 주기에 의한 것이다. 부활절에 두 주기가 만나는데 춘분 뒤의 보름달에 따라 매년 부활절의 날짜가 서서히 그러나 정확한 리듬으로 바뀌게 된다. 그에 비해 이슬람의 금식월인 라마단은 양력에 대한 고려 없이 오직 음력을 기준으로 삼기 때문에 해마다 다른 날짜에 돌아온다.

2015년 일 년 중 가장 낮이 긴 달인 6월 어느 날 방송국 프로듀서인 쿠르트 랑바인Kurt Langbein과 나는 오스트리아 방송국 ORF에 내보낼 생체리듬과 시간 의학에 대한 영화를 만들고 있었다. 나에게는 캄캄한 한밤중이라 할 수 있는 새벽 4시 30분(여러분은 여기서 내가 아침형 인간이 아니라는 사실을 알 수 있다)에 영화 팀과 함께 그라츠의 슐로스베르크에서 해가 떠오르기를 기다리고 있었다. 그날은 보름달이 떠 있었고 카메라맨은 서쪽 하늘에서 보름달이 지는 근사한 장면을 찍기 위해 서둘러 카메라를 갖다 댔다. 보름달이 지자마자 동쪽 하늘에서 거대한 태양이 떠오르기 시작했다. 이론적으로 알고 있기는 했지만 한 달에 한 번씩 볼 수 있는 이 보름달의 하강과 태양의 상승 장면이 얼마나 아름다운지 나는 그제야 절감할 수 있었다. 그런데 보름달 기간에는 달이 태양과 가장 멀리 떨어진다는 사실을 아는가? 태양이 지구를 지나 달을 정면으로 비추는 때가 바로 그때이다. 그믐이 되면 우리는 하늘에서 달을 볼 수 없는데 이는 달이 태양에 가까이 접근하면서 어깨 너머로 빛을 받기 때문이다. 달이 정확하게 태양 앞에 와 있을 때 달은 태양을 가리게 되는데 이것을 일식이라고 한다. 일식은 보름달이 되는 시점에는 절대 일어나지 않고 그믐 때만 일어난다. 반대로 월식은 태양 빛이 달에 닿는 경로를 지구가 막는 것이다. 그러므로 월식은 보름달 무렵에만 가능한 현상이다.

그렇다면 이 매혹적인 천체 활동과 우리의 생체는 무슨 관련이 있을까? 달이 인간의 생체나 수면 패턴에 영향을 미친다는 믿음에 대해 많은 의사들이 비웃거나 조롱을 보낸다. 하지만 해양생물학자들은 많은 해양동물들의 생식 주기가 달의 주기에 맞춰져 있다는 사실을 발견했다. 유명한 예로 남태평양의 사모아와 피지 섬 근해의 20미터 수심에서 살고 있는 팔롤로Palolo 벌레가 있다.

일 년에 이틀이나 사흘 동안만 이 벌레들은 수면으로 한꺼번에 올라오는데 주로 춘분 무렵 달이 마지막으로 기울 때에 이들을 볼 수 있다. 이때가 되면 섬 주민들은 보트를 타고 나가 팔롤로가 올라오기를 간절히 기다리는데 팔롤로는 특별한 보양식으로 굴처럼 날것으로 먹기도 하고 튀기거나 구워 먹기도 한다. 팔롤로 벌레가 바다 표면으로 올라오는 것은 번식을 위해서인데 사실 표면에 뜨는 것은 몸통에서 떨어져 나온 꼬리 부분으로 그 안의 정자와 난자가 바다 표면에서 만나 수정을 할 동안 심해에 남은 몸통에서는 다시 새로운 꼬리가 생겨난다고 한다. 그런데 20미터 수면 아래에 사는 벌레들이 어떻게 달의 흐름을 읽고 춘분 무렵에 보름달이 들 때쯤에 바다 표면으로 올라오는지에 대해서는 과학적으로 아직 밝혀지지 않았다. 보름달이 떠 있는 밤일지라도 20미터 아래의 캄캄한 심해까지 달빛이 스며들기는 매우 어렵기 때문이다.

그 외에도 거북이나 물고기, 플랑크톤과 같은 해양식물들이 달의 주기에 맞추어 번식을 한다. 조수와 달의 상합 주기, 보름달과 그믐달, 그리고 그 외의 달과 관련된 주기들이 시간을 나타내는 지표 역할을 한다.

우리 선조들, 그들보다 오래된 선조들도 대부분 바다 근처에서 살았으므로 인간의 생체가 달의 주기와 더 이상 관련이 없다고 한다면 그것이야말로 놀라운 일일 것이다. 약 28일을 주기로 하는 월경주기도 달의 주기와 관련성이 매우 높다. 달Monat(라틴어로 멘

시스mensis)과 월경Menstruation도 어원이 같다. 하지만 오늘날 둘의 연관성을 분명히 밝히기에는 너무 많은 사람이 도시에 살고 있으며 인공적으로 생리주기를 조절하는 '알약'의 역할도 있으므로 만만찮다. 대부분의 연구에서는 생리주기와 달의 주기의 명확한 연관성을 밝히지 못하고 있는데 이는 생리주기가 평균 28일이지만 개인에 따라 천차만별이기 때문이다.

우리 연구소는 ORF 긴급 콜센터에서 일하는 여성 동료와 함께 수천 개의 콜 데이터를 바탕으로 달과의 의존성과 관련된 심리학적인 연구를 수행했다. 연구 대상에는 콜센터로 걸려 오는 콜 횟수와 콜 주제, 공격성의 정도와 농담 콜의 빈도수 등이 포함되었다. 우리는 달의 주기와 콜센터로 걸려 오는 전화 내용의 연관성을 온갖 데이터를 통해 비교했지만, 우연의 일치 이상의 것을 발견하지 못했다.

흥미롭게도 1950년대에 달의 주기와 인간 생리의 연관성을 연구한 결과가 나왔다. 각 달의 주기에 따라 요소 배출량이 달라진다는 연구를 여기서 볼 수 있었다. 또한 달의 상합 주기에 따라 색에 대한 민감도가 달라진다는 것을 알 수 있었는데 나중에 물고기에게서도 확인된 것처럼 처음에는 붉은색에 대한 민감도가 강하다가 점점 파란색에 대한 민감도가 커지는 것으로 나타났다.

우리의 생리리듬과 여러 다른 생체리듬이 달의 흐름과 분리된 것은 아마도 우리의 생활 방식과 관련 있을 것이다. 그렇다면 자연에서 전깃불도 없이 살고 있는 사람들과의 비교연구가 필요하다. 아무튼 대도시의 불빛은 우주에 대한 인간의 인식을 감소시키는 데 큰 기여를 했다. 살면서 한 번도 은하수를 보지 못한 도시인도 많은데 도시의 불빛 오염으로 인해 하늘에서 가장 밝은 별 외에는 다른 별들은 보이지 않기 때문이다. 현재 달의 주기가 어디쯤에 와 있는지 아는 사람도 극소수일 것이다.

웃자고 한 이야기가 아니다. 달이 자연에 미치는 영향력을 안다면, 오늘날 자연과 동떨어진 삶의 방식으로 인해 달이 우리에게 아무런 힘도 행사하지 못하는 것에 대해 우리는 개탄해야 한다.

우리 몸속에 존재하는 달의 기운을 되살리고 자연의 리듬을 재생하고 싶다면 달의 흐름을 유심히 살펴보길 바란다. 보름달은 언제이고 그믐은 언제인지를 살피고 당신의 기분과 건강상태를 기록해 보라. 여성이라면 달의 주기와 관련하여 언제 생리가 시작되는지 또 그 주기가 얼마나 머무르고 바뀌는지 관찰해 보라. 일기장에 생리 기간을 기록해 보라. 이 주제를 다루는 여성 연구 그룹은 보름달을 전후로 3일 동안 침실에 야간 램프(수면 리듬을 깨는 LED등이나 에너지절감 램프는 제외)를 켜 둠으로써 생리와 달의 주기가 성공적으로 합치된 사례를 설명하기도 했다. 그 외에는 밤에 수면을 취할 때 눈을 가리거나 불을 끔으로써 어둠이 유지되도록 했다. 애석하게도 나는 아직 이와 관련한 과학적 연구 결과를 발견하지 못했다.

지중해 지역에서부터 스칸디나비아 남부에 이르는 북반구, 즉 중위도에 속하는 지역에서 계절은 식물뿐 아니라 사람들에게 큰 역할을 한다. 지구의 축이 23도 정도 기울어져서 태양 면을 향하고 있기 때문에 북반구에서 태양의 복사 면은 6월 21일의 최고 지점부터 12월 21일의 최저 지점까지 일 년 내내 이동한다. 하지 동안에는 북반구가 태양을 바라보고 있으며 동지 동안에는 태양에서 서서히 멀어진다. 그리하여 일 년 내내 하루의 길이가 달라지는 것이다. 낮이 길면 식물이 더 많은 햇빛을 받고 기온은 올라가고 밤은 짧아진다. 다른 위도에서 자라는 식물들은 이러한 조건을 받아들여 하루의 길이를 각자의 씨앗 속에 저장한다. 대부분의 식물 씨앗은 봄이 되어 낮이 길어질 때 발아한다. 소위 '서리 새싹 Frostkeimer'이라고 불리는 새싹은 영하의 겨울 날씨와 서리를 견디고 봄에 발아한다.

야생동물들도 계절에 적응해 왔다. 많은 조류가 가을이면 수천 킬로미터를 날아 남쪽으로 이동했다가 봄이 되어서야 돌아온다. 또 고슴도치나 박쥐, 곰이나 땅다람쥐 등과 같은 포유류는 겨울잠을 자는데 이들은 동면하는 동안 신진대사 활동을 감소시켜서 체온을 떨어뜨리고 분당 심장박동 수를 낮춘다.

수천 년 동안 인간에게도 계절은 매우 큰 중요성을 가졌으며 오늘날 생활 속 생체리듬의 균형을 위해서도 큰 의미를 지닌다. 다음은 각 계절에 대한 설명이다.

· 봄에는 다이어트를 시작하라

춥고 흐린 겨울날이 지나고 나면 새소리와 환한 햇빛, 그리고 축축한 대지의 향이 가득 찬 봄날 아침을 맞이하는 것보다 더 근사한 일은 없을 것 같다. 12월 21일이나 22일 이후로 태양의 최저점을 지난 지 오래지만 한동안 사람들은그 사실을 알아차리지 못한다. 그러다 오스트리아의 전통 축제인 2월 2일 성전 봉헌일이 지나면 낮이 길어졌다는 사실을 비로소 깨닫는다. 켈트족의 전통에서 2월 1일은 브리이트Brigid 여신에게 봉헌하는 날인데 이날 사람들은 빛의 귀환을 축하했다.

봄은 체중을 줄이고 자신을 정화하기에 좋은 계절이다. 우리 신체의 대사 활동은 겨울에는 저장 활동에 집중한다. 가능한 한 많은 에너지를 축적하고 저장고를 채우는 것이 중요하다. 그러므로 단식을 계획한다면 봄에 하는 것이 좋다. 가을에 다이어트를 하는 것은 저장 활동을 시작해야 하는 신체의 프로그램과 역행하므로 다이어트는 봄에 시작하는 것이 훨씬 쉽다.

식물의 세계에서 새싹이 트고 꽃이 피어오르는 봄은 자연에서 직접 신선한 채소를 얻기 쉬운 계절이기도 하다. 봄에 먹을 수 있는 나물이나 허브의 종류가 얼마나 많은지 또 그것들이 얼마나 향긋한지 놀랍기만 하다. 산책길에서 쉽게 채취할 수 있는 민들레나 돌미나리, 산마늘과 같은 식물은 쉽게 식탁에 올릴 수 있는 근사한 식재료이기도 하다. 야생식물에는 우리 입맛에 맞추어 재배하는 식물에 비해 15~20배나 많은 미네랄과 비타민이 함유되어 있다. 봄 야생식물의 잎에는 포식자와 햇빛으로부터 보호하는 쓴 물질과 항산화물질이 들어 있으며 그것들을 섭취하면 우리 몸이 보호된다.

식물 가운데 나무의 가지나 풀의 줄기에서 돋아난 새싹이나 순은 산책 중 따서 날것으로 먹어도 되는 것들이 많다. 예를 들어 너도밤나무의 순이나 보리수, 전나무나 가문비나무의 순은 그냥 따서 먹어도 된다. 다만 전나무와 비슷하게 생긴, 매우 독성이 강한 주목나무와 전나무를 혼동하거나 산마늘을 독성이 강한 야생 백합 종류와 혼동하는 경우가 있으니 주의해야 한다. 대개의 경우 간단한 규칙만 지키면 전혀 문제가 되지 않는다. 그러므로 야생식물이나 허브에 대한 수업을 듣거나 주민교육센터에서 진행하는 강좌를 들어 보는 것도 매우 큰 도움이 된다. 나무를 채취할 때는 어떤 경우라도 나무 꼭대기의 순을 부러뜨려서는 안 된다. 나무의 성장을 크게 저해할 수 있기 때문이다. 그러므로 아래쪽에 있는 곁가지의 순이나 가지를 치는 것이 나무에 해를 주지 않는 방법이다. 나무의 아래쪽 가지가 무성하게 뻗어 가는 것을 방지하기 위해 의도적으로 아랫부분의 가지를 제거하기도 한다.

지난 연구 결과들을 살펴보면 자연은 우리 인간과 건강을 위해 어마어마하게 중요한 역할을 한다. 리처드 루브Richard Louv와 같은 작가는 '자연 결핍 장애Naturdefizit'가 결국 아이들과 어른들의 주의력결핍장애와 같은 여러 문제로 이어진다고 지적한다. 오늘날 아이들은 특히 전자매체의 영향으로 갈수록 자연과의 관계를 등한시하고 있으며 10년, 20년, 혹은 30년 전과 비교해서 야외에서 보내는 시간이 훨씬 적다.

창문 밖으로 자연이 펼쳐진 환경에서 살면 질병이 빠르게 회복되고 진통제도 별로 필요 없으며 전체적으로 훨씬 편안한 기분을 느낀다는 것을 수많은 연구 결과가 보여 주고 있다. 반대로 콘크리트로 덮인 풍경이나 회색 빌딩이 창밖으로 펼쳐진다면 이야기는 꽤 달라진다. 잡지에 기고된 연구보고서에서 수입이 많은 사람과 적은 사람의 기대수명이 깜짝 놀랄 정도로 다르다는 사실이 밝혀졌다. 상대적으로 부유한 나라인 영국에서조차 가난한 사람이 부자보다 훨씬 수명이 짧다. 이러한 차이는 자연에 접근하기 어려운 사람의 집단에서 더욱 극명하게 나타났다. 자연에 쉽게 접근할 수 있는 사람이나 녹지에 가까이 사는 사람들에게서는 이러한 차이가 사라졌다. 따라서 사회적 불평등이라는 결과는 도시화의 정도에 달려 있지 않을까 생각해 보아야 한다.

이 모든 것을 종합해 볼 때 되도록 많이 자연과 접촉해야 한다는 결론을 얻을 수 있다. 봄은 자연을 흡수할 수 있는 이상적인 계절이다. 여러 가지 빛과 따스한 온도, 다양한 냄새가 봄의 기운을 모르고 살아온 우리 몸에 생체시계 역할을 해 줄 것이다. 우리 몸은 이러한 것들을 갈망하고 있다. 그러니 몸이 필요로 하는 것을 충족시키는 것은 값진 일이다.

• 여름에는 휴가를 3주 이상 내라

태양이 점점 높아지면서 온도도 상승하고 기후는 점점 건조하고 안정된다. 천둥 번개가 치는 날도 있고 뭉게구름이 산 모양으로 치솟기도 한다. 아스파라거스와 딸기에 이어 정원에서는 각종 채소가 자라나고 과일도 서서히 익어 간다. 여러 종류의 베리에 함유된 항암효과에 대한 흥미로운 책의 제목은 '암세포는 산딸기를 좋아하지 않는다'이다.

산딸기나 블랙베리 또는 커런트 열매 등에 함유된 엘라그 산 ellagic acid은 항암효과가 특히 잘 입증된 물질이다. 그러니 신선한 산딸기 종류를 가능한 한 많이 먹는 것이 좋다. 블루베리는 알츠하이머병과 같은 퇴행성 질병에 특히 탁월한 효능을 보이는 물질을 함유하고 있는데 역시 여름철에 익는다. 숲에서 블루베리를 채취할 수도 있고 시장에서 신선한 블루베리를 살 수도 있다. 우리가 정원에서 키우는 종은 대개 미국 블루베리종이다.

집에 텃밭이 있다면 반드시 베리 종류를 심기를 권한다. 아이들에게는 열매가 익어 가는 모습을 지켜보면서 따 먹을 날을 기다리는 일만큼 즐거운 것이 없다. 또한 나무를 심고 가꾸는 것도 아이들과 함께함으로써 열매가 맺히고 익어 가는 과정을 관찰하는 경험을 하게 할 수 있다. 이것이야말로 생명의 리듬을 어른, 아이 할 것 없이 모두가 배우는 강렬한 시간이다.

과실수는 가능한 한 튼튼하고 오래된 품종을 선택하는 것이 좋은데 특별히 오스트리아에서는 아르헤노아Arche Noah를 비롯해 양묘장에서 나무를 살 수 있다. 일단 오래된 품종은 저항력이 강하고 생김새가 완벽하지 않을지는 몰라도 맛은 훨씬 좋다. 새로운 품종은 보통 생김새가 그럴싸하고 당도가 높고 유통기간이 길 수는 있지만 맛과 품질 면에서는 오래된 품종에 못 미친다.

여름이 깊어지면 자신에게 휴식을 주어야 할 시간이 가까워져 온다. 호수는 수영하기에 좋고 산은 등산하기에 안성맞춤이다. 온도가 높아지면서 일에 집중하는 것이 더 이상 즐겁지 않다. 휴가를 내서 친구나 가족과 함께 시간을 보내도록 하라. 인간연구소에서 남오스트리아의 케른텐Kärnten주의 네 개 호수 지역을 대상으로 연구 조사를 했는데 호수에서 보내는 휴가가 사람에게 확실히 긍정적 효과를 가져다주는 것으로 밝혀졌다. 실험 대상자들은 호숫가에서 휴가를 보내면서 훨씬 느긋해지고 전체적으로 상태가 호전되었으며 두통이나 다른 통증을 훨씬 덜 느낀다고 대답했다. 또한 휴가가 끝날 때쯤에는 대부분의 피실험자들에게서 미주신경 긴장도가 현저히 증가한 것을 볼 수 있었다. 한편 우리는 이탈리아로 문화 여행을 떠난 교사들의 그룹을 대조군으로 삼아 관찰했다. 이들은 여행 시작 전보다 더 많은 스트레스를 안고 돌아왔는데 그에 비해 호수에서 휴가를 보낸 이들은 훨씬 느긋해진 상태로 돌아왔다. 또 휴가가 길면 길수록 휴식을 제대로 즐길 수 있었다.

흥미로운 것은 피실험자들이 호수의 물속에서 시간을 많이 보낼수록 이완 현상이 더 커졌다는 사실이다. 우리 인류의 선조는 동아프리카에서 살았을 것이 거의 확실한데 이들은 분명 탄자니아와 케냐의 열곡裂谷(두 개의 평행한 단층애로 둘러싸인 좁고 긴 계곡-옮긴이)을 따라 형성된 거대한 호수 근처에서 지냈을 것이다. 우리가 호수나 바다에 끌리는 것은 아마도 거대한 수면 가까이에서 살았던 시절 이후로 우리 모두가 존재의 심연에서 그때를 그리워하기 때문일 것이다. 많은 문화권에서는 그 시절을 '천국에서의 나날'로 기억하고 있다.

호수 연구나 우리의 연구로 알 수 있는 것은 치유의 효과를 증대하려면 연중 휴가 기간이 적어도 한 번에 3주는 되어야 한다는 것이다. 최근에는 휴가 기간을 짧게 하는 방식이 유행처럼 번지고 있지만 생체리듬의 관점에서 보자면 긴 휴가 한 번에서 얻는 휴식 효과가 짧은 휴가를 여러 번 가지는 것만큼이나 좋다. 또 장소를 이동하게 되면 3일째 되는 날까지는 몸 상태가 나빠질 수도 있다. 이것을 치유의 위기라고도 부를 수 있다. 하지만 걱정할 필요는 없다. 건강검진을 통해 우리는 많은 사람이 그와 같은 치유의 위기를 맞이한다는 사실과 다행히 4일째부터는 대체로 상태가 호전되며 휴가로 인한 긍정적 효과를 얻게 된다는 것을 발견했다. 2주째가 되면 점점 더 안정된 느낌을 가질 수 있으며 심신 상태도 더욱더 좋아진다. 3주째가 되면 휴가지에 진정으로 애착을 느껴 집으로 돌아가야만 한다는 사실이 아쉽게 느껴질 것이다. 그런 점에서 관찰력이 뛰어난 의사가 진단한 것처럼 적어도 휴가 기간이 4주 정도는 되어야만 제대로 치유 효과를 누릴 수 있다.

휴가 기간에 여기저기 다니기보다는 대체로 한 장소에 머무는 것이 좋다는 것을 이제 여러분도 이해할 것이다. 이는 해가 갈수록 더해진다. 마음에 드는 휴가 장소를 발견한다면 2, 3년 동안 같은 장소를 방문해 보라. 집을 나서는 순간 당신을 기다리고 있는 것이 무엇인지 알고 있으므로 즐거움과 편안함이 마음 가득 느껴질 것이다. 또한 두 번째와 세 번째 방문에서 첫 번째에는 보지 못했던 은밀한 장소들이 얼마나 많은지에 새삼 놀랄 것이다. 곧 당신은 그 장소에 대해 현지인보다 오히려 많은 것을 알게 될 것이다. 그러다 4년째가 되어도 그곳에 가고 싶을 정도로 그 장소에 푹 빠지게 된다. 온 세상의 모든 장소를 다 알 수는 없는 노릇이므로 한 장소를 잘 알고 다양하게 경험하는 일은 손해가 아니라 오히려 이득이다. 외람되지만 이것은 인간에게도 마찬가지로 적용될 수 있는데 배우자를 찾는 일도 그러하다.

- 가을에는 온천이 최고의 보약이다

한 해를 하루에 비유한다면 겨울은 밤에 해당될 것이고 봄은 아침이며 한여름은 시에스타의 시간에 비견될 것이다. 그리고 가을은 오후에 해당된다. 한 해 혹은 하루의 수확을 챙겨야 할 시간이 된 것이다.

늦여름 무렵이 되면 사과는 익기 시작하고 포도와 호두, 밤과 함께 가을이 익어 간다. 텃밭에는 익어 가는 곡식들이 가득하다. 토마토는 8월이 되면 첫 수확을 할 수 있지만 커다란 토마토나 커스터드애플과 같은 종류의 과일이나 채소는 더 일찍 익는다.

겨울이 다가오기 전 최대한 충전을 위해 바깥에서 많은 시간을 보내는 것이 좋다. 하루의 황금시간대에 해당하는 이 계절의 태양 빛은 멋진 주황빛을 머금고 있다. 공기는 투명하고 맑으며 나뭇잎은 신비로운 빛깔로 변해 간다. 단풍나무와 포도 넝쿨은 종류에 따라 노란색에서 붉은색을 띠고 낙엽송은 황금빛으로 변하며 너도밤나무와 상수리나무의 끄트머리도 알록달록 물든다. 이 같은 현상은 보기에만 아름다운 것이 아니라 식물이 신진대사 물질을 처리하고 나뭇잎을 떨어뜨리는 데에도 도움을 준다. 잎은 광합성뿐 아니라 엄청나게 많은 양의 수분을 증발시키는데 큰 나무의 경우 하루에 70~400리터를 증발시킨다. 이들의 도움으로 나무는 용해된 영양분을 뿌리에서 나무 꼭대기로 옮길 수 있다. 겨울철에는 추위로 인해 뿌리가 충분한 물을 보충할 수 없으므로 나뭇잎을 그대로 두면 식물은 말라 버린다. 그 때문에 가을이 되면 잎이 우수수 떨어져 내리는 것이다. 나뭇잎의 색이 변하는 것은 이들이 떨어져 내리기 위한 준비라고 할 수 있다. 달리 대체할 수 없는 귀중한 요소인 식물의 녹색 엽록소와 질소 및 금속 마그네슘 Metall Magnesi 등이 나뭇잎에서 껍질과 뿌리로 이동하여 봄이 올 때까지 저장된다. 추위와 햇빛의 결합은 나뭇잎을 파괴시키는 위험 요소다. 스스로를 보호하기 위해 나뭇잎은 인간의 귀중한 음식 보충제이기도 한 적색 착색제인 소위 안토시아닌anthocyanin이 형성된다. 많은 봄 식물이 싹 틀 때는 붉은빛을 띠다가 나중에 녹색으로 변하는 것도 바로 이런 이유다. 엽록소와 새로 형성된 안토시아닌이 사라짐에 따라 잎 색깔은 녹색에서 노란색 또는 빨간색으로 변한다.

가을이 깊어지면서 특정 세포가 분해되고 가지와 잎은 떨어져 나간다. 다가오는 폭풍은 식물이 남은 잎을 떨어뜨리도록 막바지 작업을 수행한다. 낙엽송을 제외하고 다른 모든 침엽수는 겨울에 대부분의 잎을 보존하는 방법을 터득했다. 이들 나무들은 잎을 왁스로 둘러싸서 수분이 증발하는 것을 막았다. 침엽수는 일년 내내 '털갈이'를 하기 때문에 가을에 잎이 떨어져도 유난히 도드라져 보이지 않는다.

2016년 10월의 어느 날 나는 가족들과 함께 케른텐주의 필라흐Villach 근처 도브라츠Dobratsch산 정상에 올랐다. 카라반켄

Karawanken과 카린시아 알프스산맥을 따라 황금빛의 가을 오후 햇살이 빛나고 있었고 맑은 풍경과 심오한 경관이 우리를 압도했다. 느닷없이 우리 머리 위로 철새들의 울음소리가 들려왔는데 그것은 가을이면 수천 마리의 철새들이 노이지틀Neusiedl 호수를 가로질러 남쪽으로 날아가는 부르겐란트Burgenland의 풍경을 떠올리게 했다. 우리 머리에서 100미터 정도 위로 목걸이 모양으로 대오를 이룬 야생 청둥오리 떼가 날아가고 있었는데 자세히 들여다보니 수많은 새 떼가 아름다운 가을 하늘 아래 비슷한 모양을 이루며 남쪽으로 이동하고 있었다. 이들을 보고 있자니 나도 모르게 스웨덴 작가 셀마 라겔뢰프Selma Lagerlöf의《닐스의 모험》에 나오는 지혜로운 대장 기러기 아카가 떠올랐고 새 떼들 사이에서 닐스를 찾고 싶은 마음도 들었다. 철새의 이동은 가을에 볼 수 있는 가장 아름다운 현상 중 하나일 것이다. 이들이 도브라츠에서 지중해까지 300킬로미터 거리를 날아가는데 얼마나 많은 시간이 걸릴지 궁금하다. 며칠 후면 새들은 타글리아멘토Tagliamento강의 풍요로운 삼각주에서 잠시 쉬어 가게 될 것이다.

철새들의 이동과 낙엽, 가을의 풍경은 서로 합쳐져서 자연에 대한 우리의 느낌과 감정에 영향을 미친다. 우리 안에 자리 잡은 가을에 대한 감상은 봄의 그것과는 한참 다르다. 하지만 그 감상을 어떻게 다룰지는 각자의 몫이다. 한 해의 주기가 끝나 가고 새로운 생명과 기쁨을 담은 새로운 주기가 오는 것을 느끼는가? 아니면 생기를 잃은 자연이 마음속에 사무치는가? 특히 가을이면 우울증의 위험이 매우 커진다. 오래된 생명의 죽음은 새로운 생명을 위해 필연적이라는 것을 이해하는 순환적인 의식을 발전시키면 삶의 인과성에 괴로움을 덜 느끼게 되고 다가오는 봄의 가능성에 더 많은 시선을 두게 될 것이다.

그러므로 자신만의 방법으로 가을을 활용해 보자. 건강 휴양 센터 등에서 건강을 회복하고 싶다면 가을이야말로 최적의 시간이다. 연구 결과에 따르면 9월과 10월의 치료 효과는 1월, 2월과 비교해서 20퍼센트 정도 높다고 한다. 크나이프쿠레Kneippkure 요법(물과 자연을 통한 치료 요법)이든 고도Höhenkure 요법이든 혹은 온천 요법이든 모두 오늘날의 의약품보다 훨씬 치료 효능이 크다. 정교하게 짜인 이 요법들은 생체리듬을 강화한다. 생체리듬의 치료 효과에 대한 연구가 너무나 미미해서 이를 이용한 치료는 여전히 의학계에서는 서자 취급을 받고 있다. 건강보험 회사들은 생체리듬에 관한 연구가 미진한 탓에 이를 이용한 치료를 비용만 많이 들고 효과가 부실한 귀찮은 방식으로 받아들인다. 우리는 시간생물학의 새로운 발견들이 시간생물학적 관점에서 치료의 발전으로 이어지고 우리 인체가 가진 소중한 자가 치료 능력이 과거에 그러했던 것처럼 미래에도 곧 제 가치를 인정받기를 바란다. 애석하게도 증가하는 비용에 대한 압박이 치료 효과를 현저히 감소시키는데, 마사지와 같이 시간이 많이 걸리고 보험으로 처리되지 않는 정교한 치유 방식은 효과적임에도 비용 면에서 접근하기가 쉽지 않다. 사실 평생 보험료를 지불한 사람들이 자신들이 낸 비용으로 어떤 치료를 받을지 결정할 수 없다는 점은 놀라울 따름이다.

- **겨울에는 족욕으로 감기를 예방하라**

가을이 지나고 강풍이 나무에서 남은 잎들을 쓸어 가며 마지막 포도송이가 가지에 매달려 말라 가고 있다. 철새들은 이미 남쪽 나라로 떠났고 생명들은 땅속으로 후퇴했으며 풍경은 외롭고 황량하게 보인다. 낮은 점점 짧아지고 밤은 점점 길어지는데 이는 하루 중 밤이 가장 긴 12월 21일과 22일이 될 때까지 지속된다. 이러한 전환기를 기독교인들은 217년(교황 히폴리투스Hippolytus의 재임 중에)부터 예수의 탄생일로 삼아 축하하기 시작했는데 그 이전 이집트 문화권에는 빛의 신 호루스Horus의 축일이기도 했고, 게르만 문화에서는 동지를 기념하고 다가오는 새로운 빛을 축하하는 날로 삼기도 했다.

초기 농민 사회에서 사람들은 이 계절이 오면 집으로 들어갔고 장비를 수리하거나 오늘날 민속박물관(그중 인스부르크의 민속박물관은 가장 아름다운 곳에 속할 것이다)에서 볼 수 있는 아름다운 공예품을 만들었다. 여인들은 방에서 실을 잣거나 뜨개질을 하거나 바느질을 했고, 남자들은 낫이나 갈고리를 수리하거나 바구니를 매거나 가죽으로 뭔가를 만들었다. 옥수수를 묶어 타래로 만들거나 알곡을 털어 내어 보관하기도 했다. 이렇게 분주하게 일하는 동안 사람들은 서로에게 지어낸 이야기나 실제 이야기를 들려주었다.

겨울은 아마도 사람들이 가장 많은 대화를 나누는 계절일 것이다. 들판에 흩어져서 일하던 사람들이 모두 한 공간에 모이기 때문이다. 또한 들녘에서만큼 그리 힘들이지 않고 일하면서도 대화를 나누는 것이 가능하다. 실내 공동 작업 기간에 사랑이 싹트는 커플도 종종 있는데 이들은 다음 해 오월에 결혼식을 올린다.

집 밖의 추운 겨울은 인간의 몸에 무시무시한 위협으로 다가온다. 건조한 공기로 인해 피부가 푸석해져서 이를 보충하려면 지방이 많이 필요하고 동상에 걸리지 않으려면 손발을 비롯한 신체의 순환도 활발하게 유지되어야만 한다. 혹독한 추위나 더위에서 살아남으려면 우리 신체의 주변 소혈관에 혈액이 충분히 잘 공급되어야만 한다. 혈액은 열기와 냉기를 전달한다. 150년 전에 신부였던 크나이프Kneipp가 설명한 것처럼 1분간의 리듬을 두고 열기와 냉기를 번갈아 가면서 신체에 공급하는 것이 건강에 도움이 된다. 그러므로 가을부터 시작해서 적어도 겨울 동안에는 몸에 뜨거운 공기와 차가운 물을 번갈아 공급하는 사우나 요법을 광범위하게 활용하기 바란다.

사우나의 열기를 견딜 수 없거나 의사가 사우나를 금지하는 경우에는 크나이프가 권유하는 대체 욕법이 적당하다. 특히 냉온

수에 번갈아 발을 담그는 족욕부터 시작하면 좋은데 발은 심장에서 가장 멀리 떨어져 있는 신체 부위로 특히 추위에 민감하기 때문이다. 족욕을 위해서는 무릎까지 오는 두 개의 긴 통을 준비하는 것이 좋다. 통 한쪽에는 적어도 38도 정도의 더운 물을 붓고, 다른 통에는 차가운 물을 붓는다. 그리고 따뜻한 물속에 발을 넣고 1분 동안 있다가 차가운 통으로 발을 옮겨 10~15초 동안 머무른다. 이것을 전체적으로 다섯 번에서 열 번 정도 반복한다. 시작은 언제나 따뜻한 물로 하고 끝은 찬물로 해야 한다. 마지막 찬물로 족욕을 한 다음에는 크나이프가 권유한 대로 따뜻한 양말을 바로 신거나 수건으로 발을 꼼꼼히 닦은 다음 양말을 신는다. 다리에 순환계 장애가 있는 사람이라면 이 방법을 사용하기 전에 의사와 먼저 상의하는 것이 좋다.

근처의 사우나나 목욕탕에서 크나이프 욕조와 같은 시설을 이용할 수 있다면 전신 욕조에서 냉온욕을 해 보라. 발 욕조와 유사하게 약 1분 동안 따뜻한 욕조에 몸을 담갔다가 다음은 차가운 물속에 10~15초 동안 머무른다. 족욕과 마찬가지로 처음에는 따뜻한 물을 다음에는 찬물을 번갈아 가면서 사용한다. 그런 다음 커다란 수건으로 몸을 감싸고 최소 15분 정도 휴식을 취하는 동안 우리 몸은 조금 전 작은 혈관의 움직임을 통해 경험한 것들을 몸속에 체화한다. 가을이 오면 우리 몸은 이미 겨울을 준비하기 시작한다. 일단 몸은 지방 저장고를 넓히는데 이는 한편으로는 우리

몸에 에너지를 제공하기 위함이고, 다른 한편으로는 지방조직이
근사한 단열재이자 겨울 추위로부터 우리를 보호해 주는 역할을
하기 때문이다. 그러므로 체중을 줄이는 데 가을과 겨울은 좋은
계절이라고 볼 수 없다. 봄을 기다리되 크리스마스 시즌에 과식을
피하도록 하라. 감미로운 음식들은 겨울철이 되면 체내의 저장조
직에 보존하기 좋은 재료이기 때문이다.

그런데 겨울이 항상 어둡기만 한 것은 아니다. 적어도 눈이 내
릴 때는 그렇지 않다. 겨울은 밤이 가장 긴 계절이기는 하지만 눈
으로 덮인 낮 동안에는 태양 빛을 받아 반사되는데 이때는 다른
어떤 계절보다 세상이 환해진다. 그런 날은 일광욕을 해도 좋다.
자외선도 눈에 반사되어 여름보다 더 강하게 활성화되는데 높은
고도로 인해서 산소가 희박하고 태양과 사람 사이를 막아 주는 것
이 없는 높은 산에 가면 이러한 현상은 더 강해진다.

• 언제나 '지금 이 순간'에 집중하라

이로써 계절의 주기가 완성되고 겨울이 지나 봄이 다시 시작
된다. 순환적 사고는 우리로 하여금 한 해라는 흐름 속에서 계절
을 보게 하고, 한 해가 다 가거나 햇빛이 한낮에만 잠깐 비친다고
슬퍼하거나 우울해할 필요가 없다는 것을 가르쳐 준다. 동시에 에
카르트 톨레Eckhart Tolle가 말한 것처럼 항상 현재 속에 살아가는
것이 중요하다. 우리가 진정으로 사용하고 경험할 수 있는 시간

은 지금뿐이다. 지금이야말로 우리가 결정을 내리고 미래를 준비하는 시간이다. 현재는 또한 이 세계가 우리에게 제공하는 것들을 모든 감각을 통해 경험하는 순간이기도 하다. 실러는 그가 쓴〈공자의 말씀Sprüchen des Konfuzius〉이라는 시에서 과거와 현재 그리고 미래라는 세 가지 시간을 다음과 같이 아름답게 표현했다.

시간의 단계는 세 가지
머뭇거리며 미래가 다가온다
현재는 화살처럼 날아가고
과거는 영원히 침묵한다

우리는 마지막에 언급된 과거를 바꿀 수 없으며 단지 해석만 다르게 할 수 있을 뿐이다. 마찬가지로 미래도 여기 없으므로 아무런 소용이 없다. 다만 화살처럼 빠르게 지나가는 현재만이 우리가 쓸 수 있는 시간이므로 잘 활용해야 한다. 그러므로 수피즘부터 선불교에 이르기까지 과거나 미래에 매달리지 않고 지금 여기에 머무르는 마음과 삶의 태도를 명상의 궁극적인 목적으로 삼는다.

행복의 상태조차도 마음의 현존성과 연결되어 있다. 우리가 현재의 소중함을 깨닫는다면 과거에 대한 생각을 덜하게 될 것이다. 그러면 아름답지만 지나가 버린 과거에 연연하지 않고 불행한 과거에 얽매이지도 않을 것이다. 물론 이런 태도에는 용서라는 요소가 반드시 필요하다. 용서할 수 없다면, 우리는 항상 다른 사람들이나 우리 자신이 과거에 잘못한 일을 반복해서 곱씹을 것이다. 이는 반드시 불행을 불러오는 조건이라 할 수 있다. 그러므로 자신과 타인을 용서하는 것은 소중한 행복의 열쇠 중 하나다.

과거와 마찬가지로 미래에 빠져 사는 사람도 있다. 우리의 의식이 끊임없이 미래를 향해 있다면 현재에서 맞이할 수 있는 기회를 놓치고 만다. 그러다 보면 실제의 미래는 더 나쁜 모습이 될 수도 있다. 그러므로 미래에 안녕을 고하라. 그렇다고 미래를 계획하지 말라는 의미는 아니다. 다만 현재를 가장 올바르게 살아가는 방식으로 미래를 계획하는 것이 미래를 위해서도 더 나은 선택이라는 것이다. 하시딤 랍비Hasidic rabbi의 유명한 기도 구절을 기억하자. "저의 모든 소망이 이루어지지 않도록 굽어살피소서."

이상적으로 현재를 살아간다는 것은 현재의 순간에 집중하고 한 번에 한 가지 일에 적극적으로 임한다는 것이다. 하찮게 보이는 일일지라도 사랑과 관심을 가지고 대해야 한다. 이에 관해 유명한 선사의 일화가 있다. 어느 날 조주趙州 선사(중국 당나라 시대 부처의 화신이라 불린 선승-옮긴이)에게 한 제자 스님이 다가와 물었다.

"스님, 완벽한 의식 상태를 얻으려면 무엇을 해야 할까요?" 조주 선사가 제자에게 물었다. "아침 공양은 하였느냐?"

"예." 제자가 대답했다.

"그렇구나." 선사가 말했다.

"그럼 가서 설거지를 하거라."*

현재에 머무는 한 가지 방법은 자연에서 일어나는 변화를 세심하게 살피는 것이다. 이것은 우리로 하여금 계절을 느끼고 자연의 리듬뿐 아니라 자신과 연결된 본질적인 것들에 집중하게 만들어 준다. 소위 말하는 계절 달력은 우리의 웰빙과 정신 건강을 유지하는 데 많은 도움을 줄 수 있다.

'나는 나타난다'라는 의미의 그리스어 파이노Phaíno에서 유래한 계절학Phänologie은 자연에서 일어나는 변화에 대한 가르침이다. 일 년 동안의 흐름을 세밀하게 관찰하다 보면 특정 나무가 다른 나무들보다 더 빨리 싹이 트는 것을 알 수 있다. 가령 구근식물들은 대개 일찍 꽃이 피고 과꽃과 같은 식물들은 조금 늦게 꽃을 피운다.

새들도 각자의 시간에 맞추어 나타난다. 계절 달력에는 일 년 동안 주위 환경에서 일어나는 여러 변화를 기록할 수 있다. 이를 통해 재작년과 작년에 가까운 연못에서 얼음이 마지막으로 녹아 사라진 때는 언제인지를 확인할 수 있고 첫눈이 언제 내렸는지, 산마늘잎이 처음으로 땅을 뚫고 돋아 나온 때는 또 언제인지, 박새가 봄의 노래를 처음으로 부른 때는 언제인지를 알 수 있다(142페이지에 수록된 '연습' 참고).

관찰은 여러 긍정적인 효과를 불러온다. 계절 달력을 위한 정보를 모으려면 야외에서 상당한 시간을 보내야 한다. 그러다 보면 자연스럽게 운동을 더 많이 해서 에너지를 얻게 된다. 또 자연을 가까이 들여다보면서 지난 몇 년간 완전히 잊고 있던 많은 것들을 알아차리게 될 것이다. 건강에 중요한 에너지를 제공하는 자연과도 훨씬 가까워질 것이다. 이것이 당신을 '지금 여기에서' 더 많이 머무르도록 해 줄 것이며 식물과 동물의 변화에도 민감하게 반응하도록 만들어 줄 것이다.

• 아가피아의 놀라운 이야기

여러분도 남쪽 섬에 표류한 유럽인 로빈슨 크루소의 이야기를 알고 있을 것이다. 이와 비슷한 일이 실제로 몇 년 전 시베리아 남부에서 벌어졌는데 인간에게 시간 개념의 중요성을 알려 주는 이 일화를 여러분과 나누고자 한다.

1978년 여름 한 무리의 러시아 지질학자들이 아바칸Abakan 지역에 속하는 시베리아 남부에서 광석 자원을 찾기 위해 헬리콥터를 동원해 수색했다. 이들은 그 부근에 광물이 풍부하게 매장되어 있을 것이라고는 추정했지만, 수백 킬로미터 반경 내에 사람이 살고 있을 것이라고는 꿈에도 생각하지 못했다. 그런데 거대한 눈잣나무와 낙엽송이 빽빽이 들어선 시베리아 숲 한가운데의 작은 공터에 서 있는 단출한 오두막이 눈에 들어왔다. 헬리콥터는 근처

---

*   파울 코테스Paul Kothes, 《그녀가 벌써 문 앞에서 기다린다. 호흡에서 선까지 지혜의 책Sie wartet schon vor deiner Tür. Das Weisheitsbuch von Atem bis Zen》, J. Kamphausen, 2006.

연습: 나만의 달력 만들기

자신만의 리듬으로 가족들의 리듬과 조화를 이루고자 하는 마음을 진지하게 가지고 있다면 달력을 하나 또는 그 이상 만들어 보는 것이 좋다(계절 달력에 대한 정보는 3장에서 얻을 수 있다).

- 가족 달력
  가족 달력에 같이 사는 사람이나 가족의 일과를 기록한다. 가족구성원을 위한 각자의 칸을 만들어 중요한 일정을 기록한다. 가령 자녀의 방학이나 시험 일정 등을 기록하면 언제 휴가를 같이 떠날지, 또 언제 이들이 휴식을 보내는지를 잘 알 수 있다.

- 계절 달력
  계절 달력에는 자연에서 관찰한 것들을 기록한다. 가족 달력에 한 칸을 더 만들어 언제 꽃이 피고 열매가 맺히고 시드는지, 또 언제 철새나 고슴도치, 두꺼비가 나타나고 사라지는지 등을 기록하는 것이다. 이를 통해 한 해의 흐름을 헤아려 볼 수 있다.

- 자연 달력
  한 해 동안 자연에서 무엇을 찾아야 할지 모르겠다면 자연 달력을 만들어 보라. 달마다 중요한 동물이나 식물에 대한 그림이나 설명을 넣는다. 이 달력을 책상이나 부엌, 화장실에 걸어 놓고 자연의 흐름과 변화를 보고 느낄 수 있도록 한다.
  멋진 예로 우르줄라 바브라Ursula Wawra와 요하네스 바브라 Johannes Wawra가 펴낸《한 해의 자연 경험Natur erleben durch das Jahr》이란 책을 들 수 있다.

강가에 이륙했다. 몇 분 뒤에 오두막에서 몇 명이 나와 신기한 표정으로 지질학자들의 헬리콥터로 다가왔다. 그들은 리코프Lykov 가족이었는데 아버지와 성년이 된 네 명의 자녀로 이루어져 있었다. 1930년대 리코프 부부는 스탈린 체제를 피해 문명 세계를 떠나 시베리아 남부의 숲속으로 들어왔다. 사람들로부터 가능한 한 멀리 떨어져 살기로 한 것이다. 고립된 환경에서 이 부부는 아이들을 낳았고 곧 자녀들은 넷이나 되었다. 그중 둘은 숲속에서 태어나서 부모와 형제자매 외에는 다른 사람을 한 번도 본 적이 없었다.

다음 날 시베리아의 로빈슨에 대한 이야기가 신문에 실리자 이 충격적인 발견에 대한 기사를 읽으려는 사람들이 러시아의 신문 가판대에 앞다퉈 줄을 섰다. 당시에 그 뉴스는 서구 세계에까지 알려지지는 않은 것으로 알고 있다.

불행히도 이후 막내딸을 남기고 모든 가족이 감기와 폐렴으로 목숨을 잃었다. 미국 원주민들과 마찬가지로 이들 또한 외부의 지질학자들과 함께 온 병원체에 대한 면역력이 없었던 것이 분명하다.

막내딸 아가피아 리코바Agaphia Lykova는 인간이 사는 곳에서 240킬로미터 떨어진 시베리아 숲의 같은 장소에서 아직도 살고 있다. 그녀를 현대문명으로 돌려보내려는 시도가 종종 있었지만 모두 실패했다. 그녀에게는 숲으로 둘러싸인 자연환경의 깨끗한

물과 좋은 공기가 무엇보다 중요해서 현대 도시 생활은 그저 미친 생활에 불과했다. 유명한 러시아 언론인 바실리 페스코프Vasily Peskov는 가족들이 발견되고 3년이 지난 후 이루어진 아가피아와의 만남에 대한 감동적인 책을 썼다. 그는 아가피아의 인생에서 특히 기억에 남는 사건에 대해 물어봤다. 아가피아는 너무나 비가 많이 내려 가족들이 먹을 곡식이 밭에서 몽땅 썩고 그녀의 엄마가 굶주림에 목숨을 잃었던 1961년의 여름을 얘기했다. 그 이듬해 여섯 알의 곡물을 심어 놓고 가족이 밤낮으로 돌보며 지킨 끝에 이들은 다음 해를 위한 새로운 식량 기반을 구축할 수 있었다.

엄마가 돌아가시고 난 직후에 아가피아의 기억 속에 깊이 각인된 두 번째 사건이 일어났다. 그것은 가족들이 기록을 남길 때 그날이 며칠이며 어떤 요일인지를 잊어버리게 된 일이었다. 이들 가족은 소위 말하는 정통 기독교인이어서 연중 축일을 지키는 것은 매우 중요한 일정이었다. 시간을 잊어버리게 되자 이들은 한 해와 일주일이라는 시간 구조마저 망각하기에 이르렀다. 결국 가족이 모여 앉아 올바른 시간을 찾아내기 위해 머리를 모았는데 이 작업은 이틀이나 계속되었다. 날짜 찾기에 몰두한 지 꼬박 이틀이 지나서야 이들은 확실하게 날짜를 찾을 수 있었다. 1978년 현대사회에 이들 가족이 발견되었을 때 이들의 달력은 바깥세상과 단 하루도 차이가 나지 않았다.

예술가들은 인간의 감성을 표현하는 데 매우 뛰어난 면이 있다. 로빈슨 크루소의 이야기는 분명 지어낸 것이겠지만 다니엘 데포Daniel Defoe가 쓴 소설의 말미에는 적대적인 식인종 외에 로빈슨이 카리브해 섬에서 처음으로 마주친 원주민에 대한 이야기가 나온다. 로빈슨이 원주민의 이름을 지어 주는데 만난 날을 기념하여 프라이데이라 불리게 되었다. 다니엘 데포의 소설에서도 볼 수 있는 것처럼 시간을 지키는 것은 인간의 정체성에서 매우 중요한 부분이다.

» 중년기, 노년기, 평생의 리듬

이제 다른 리듬에 대해 이야기해 보자. 하루의 리듬, 주간 리듬과 월간 리듬, 연례 리듬 등등……. 이 모든 리듬은 현재 우리가 리듬이라고 느끼고 경험하는 것은 아니며 그저 비슷한 요소들의 반복일 뿐이다. 즉 삶의 리듬인 것이다. 하지만 여기에는 반복성이 분명히 있다. 우리는 이 세상에 이빨도 머리카락도 없는 아기로 태어난다. 노인이 되면 이빨과 머리카락이 빠지고 자신을 돌보지 못하고 가족들의 도움에 의존해야 하는 등 여러 면에서 아기와 비슷해진다. 체구도 점점 나이 들어갈수록 변하는데 몸이 구부정해지고 체중도 급격히 줄어든다. 출생과 죽음 사이에서 먼저 몸이 자라고 그다음 마음이 성숙하는 풍성한 삶의 과정이 펼쳐진다.

물론 반대의 상황도 올 수 있다. 삶의 마지막 단계에 종종 치매가 발생해 환자와 가족이 고통 속에서 살아야 하는 것이 그 예에 속한다. 라이프스타일이 우리 삶에서 중요한 역할을 하는 것은 충분한 운동과 좋은 음식을 통해서 많은 것들이 균형을 찾을 수 있기 때문이다. 우리가 얼마나 치매로부터 자유로운가의 문제에서 분명 건강한 삶의 리듬은 중요한 역할을 한다고 봐야 한다.

아이들을 위해 기꺼이 시간을 바치는 다정한 부모 밑에서 자란 아이들이 얼마나 지혜롭고 개방적인지 나는 거듭 놀라게 된다. 어린아이처럼 우리 모두가 세상에 대해 그토록 열린 마음을 가지고 흥미를 보인다면 세상이 얼마나 아름답겠는가. 5세 아이는 아무런 편견이 없어서 붉은색 플라스틱이건 붉은색 루비건 나란히 놓여 있으면 똑같이 흥미를 보일 것이다. 또한 6세에서 10세 사이에는 정의에 대한 개념이 매우 투철해지는데 정의롭지 않은 일을 보게 되면 매우 예민하게 반응한다. 동물에 대한 사랑도 매우 깊은 시기라 동물이 상처를 입으면 이들도 똑같이 아파한다.

그러다 사춘기가 되면 아이나 부모 모두에게 어려운 시간이 닥친다. 그 전에 가치 있고 소중하게 여겼던 모든 것을 경멸하게 되는 시기이기도 하다. 청소년들은 자신의 길을 찾기 시작하고 부모는 아이들이 지나치게 상처 입지 않고 자기 길을 찾아가기를 소망한다.

육체적 성장이 끝남과 동시에 정신적 성숙이 시작되는 시간이 온다. 과거에는 21세를 성년이 되는 나이라고 생각했으며 현자들은 7을 세 번 곱한 나이가 완전히 성숙된 시기라고 보았다. 오늘날에는 16세를 법적 책임을 지기 시작한 나이로 보지만 과거에는 이 나이가 되면 법적으로나 사회적으로나 자신의 행동에 전적으로 책임을 져야 했다.

26세에서 35세 사이는 세상에서 자신의 자리를 찾고 다른 사람들을 이끌기 시작하는 나이다. 곧 이들에게서 자녀가 태어나고 이들은 힘들고도 즐거운 양육의 길로 들어설 것이다. 이때는 세상을 함께 경험해 나가는 가족의 시간이기도 하다. 직업적으로는 상황이 안정되고 삶에서 자신의 자리를 완전히 잡는 시기이기도 하다.

40세부터 시작되는 중년기에는 또 다른 위기가 기다리고 있는데 이때는 모든 것이 변화하고 다시 돌아보게 되는 때이다. 이 시기에는 의식적으로 잘 조절하지 않으면 부부 관계에서도 위기가 올 수 있다.

이 위기를 잘 넘기면 경험과 이타심이 바탕이 된 지혜가 생겨난다. 아이들에 대한 관심이나 자신의 곁에 있는 사람들을 자신보다 더 중요하게 여기고 높은 곳에서 삶의 고난이나 어려움을 관조할 수 있게 된다. 또한 삶을 좀 더 느긋하게 바라보게 되며 더 이상 성취를 위해 아등바등하지 않고 이미 성취한 것들에 자족하는 마음을 갖게 된다.

그러다 문득 청춘 시절을 같이 보냈거나 대학 시절에 어울리던, 친했거나 혹은 서먹서먹한 관계의 친구들이 갑작스레 세상을 떠나는 시기가 다가온다. 이들을 보며 당신도 죽음의 두려움에 사로잡힐 수 있다. 물론 성격에 따라 이 두려움을 다루는 방법도 다르다. 정신과의사인 어빈 얄롬Irvin Yalom은 죽음에 대해 해결되지 않는 두려움이 사람들의 생각과 행동을 결정하며 수많은 정신장애와 괴로움의 근원이 된다고 보았다.

가령 나이가 들어서도 구두쇠이며 물질에 탐욕스럽게 집착하는 사람이 돈이나 권력을 쥐는 자리에 있다면 이 세상에 중대한 피해를 끼칠 수 있다. 죽음에 대한 공포가 도사리고 있는 것이다.

죽음에 대한 공포를 극복해야만 느긋하고 고요한 삶이 시작된다. 지금 바로 여기서 삶을 사는 법을 배우게 되면 더 이상 죽음의 공포를 느끼지 않아도 된다는 말을 굳이 언급할 필요도 없다. 죽음은 탄생과 마찬가지로 삶의 한 부분일 뿐이다. 우리는 한 사람의 탄생은 기쁘게 기다리면서 어째서 모든 것을 고이 접어 새로운 삶에 기회를 주는 죽음에 대해서는 기뻐하지 않는가? 그 두려움을 극복할 수 있다면 당신은 노년을 자유롭게 맞이할 것이다. 삶이 당신을 이끄는 대로 내버려 두고 스스로 창조해 낸 열매를 즐기도록 하라.

많은 사람이 오랫동안 바쁜 삶을 살아온 끝에 멋진 은퇴라는 축복을 누리고 싶어 한다. 하지만 실제로 은퇴를 하게 되면 기대했던 만족감보다는 종종 내면의 허무함과 쓸모없는 인간이 된 듯한 자괴감에 사로잡히는 경우가 많다. 그러므로 은퇴 전에 자신이 하고 싶은 일이 무엇인지 파악하는 것이 중요하다. 계속 관심을 가져온 취미가 있다면 은퇴 후에 그것을 확장해 보는 것도 좋을 것이다.

할 수 있는 범위 내에서 타인에게 도움을 줌으로써 자신의 삶에 더 큰 의미를 찾아가는 생활 방식은 건강의 관점에서도 매우 이롭다고 할 수 있다. 사랑을 베푸는 일은 가족 안에서도 혹은 타인을 통해서도 가능하다. 미국의 유명한 심장병 전문의 딘 오니시 Dean Ornish는 자신이 쓴 《사랑과 생존Love and Survival》에서 타인에 대한 헌신과 사랑이 우리 건강에 얼마나 중요한 요소인지 밝혔다. 이는 심혈관계의 건강에만 해당되는 것이 아니라 암 환자의 생존율로도 알 수 있다. 봉사활동 등에 참여하는 노인은 그렇지 않은 노인들보다도 통계적으로 훨씬 건강한 삶을 영위한다. 그러므로 은퇴 후에 여유 시간이 많아질 때 사회나 가족들과 관계를 유지하는 것은 현실적으로 매우 중요하다.

은퇴 후의 삶에서 독립적인 삶을 건강하게 가능한 한 오랫동안 유지하는 것은 매우 중요한데 이때 리듬을 지키는 삶이 특별한 역할을 한다. 모든 나이에는 그에 맞는 생체리듬이 있다. 또한 어린아이와 노인들 사이에는 흥미로운 유사점이 있다. 아이가 태어날 때는 하루의 리듬에 대한 감각이 아직 없으며 생후 몇 주간에 걸쳐 리듬을 배워 나간다. 1953년 독일의 연구가인 엥겔만 Engelmann의 연구 논문에서 이미 이 사실이 밝혀졌다. 아이가 태어나 아빠가 된 엥겔만은 신생아의 수면 상태를 관찰해 미국에서 발표했다. 태어나서부터 26주까지 아이의 삶을 24시간 모니터링하며 차트에 수면 시간을 검게, 깨어 있는 시간을 밝게 표시하고, 먹는 시간은 점으로 표시했다. 26주가 끝나자 엥겔만 가족은 신생아 초기의 생체리듬에 대한 완벽한 지도를 그릴 수 있게 되었다. 태어난 지 얼마 안 되는 아이는 대부분 깨어 있는 시간이나 수면 시간이 불규칙하고 혼란스러웠다. 이는 젊은 부모들에게는 큰 스트레스를 준다.

하지만 16주나 17주가 지나면서 상황은 갑작스러운 변화를 맞이하게 된다. 수면 리듬이 외부 세계의 낮-밤 리듬과 서서히 일치하기 시작하는 것이다. 그러다 17주가 되면 아기들의 생체리듬이 지구의 리듬과 맞물리게 된다. 그 후로는 밤낮을 기준으로 한 수면-깨어 있기의 리듬을 볼 수 있다. 이 무렵에 부모에게 아기의 상태를 물어보면 보통 선명하고 안도감 섞인 대답을 듣게 될 것이다. "아기가 드디어 깨지 않고 자네요."

앞에서 본 것처럼 아기가 통잠을 잘 수 있는 것은 훈련의 문제이기도 하다. 아기가 태어나면서부터 부모와 함께 24시간 동안 자는 시간과 깨는 시간의 리듬을 유지하며 생활하게 되면 밤낮과 일치하는 생체리듬이 더 일찍 정착될 수 있다. 부모가 아이들의 상태를 주의 깊게 살피지 않고 저녁 시간에 외출을 한다거나 조명 등에 의해 밤낮의 리듬이 흐트러지면 생체리듬과 밤낮의 리듬이 일치하는 데 걸림돌이 많아지고 '통잠'을 자는 데도 많은 시간이 걸릴 것이다. 조산한 신생아에 대한 연구에서 24시간의 밤낮 리듬 이 분명하지 않을 경우에 출생 이후의 신생아들에게서 건강을 위 협하는 부작용이 훨씬 많이 나타날 수 있다는 사실이 밝혀졌다. 그러므로 젊은 부모들에게 내가 충고하고 싶은 것은 아기를 돌보 느라 잠 못 드는 밤을 줄이고, 이후에도 아기가 건강하게 자라도 록 하려면 출생 후 몇 주 동안 아기의 생체리듬에 주의를 깊게 기 울이라는 것이다.

야간근무나 교대근무에 종사하는 이들을 제외한 대부분의 사 람들은 인생의 중반기까지는 보통 수면 시간과 깨어 있는 시간의 구분이 분명하다. 그러다 나이가 들면서 리듬을 유지하기 위해 적 극적으로 노력하지 않는 경우에는 잠과 깨어 있음의 구별이 다시 희미해지는 경우가 많다.

60세 이후의 많은 이들이 수면장애에 시달리며 밤에 깨지 않 고 통잠을 자는 일이 힘들어지는 것도 이 때문이다. 낮 동안 이들 은 종종 피로함을 느끼고 낮잠을 위해 자리에 누워야 한다. 노인 들 중에서도 본능적으로 생체리듬의 중요성을 잘 아는 이들이 있 다. 정확하게 12시가 되면 꼭 점심을 먹어야 하는 노인이 여러분 주위에도 있을 것이다. 음식을 제때에 섭취하는 것은 매우 중요한 타이머 역할을 하므로 생체리듬이 더 이상 정확하게 규칙적으로 작동하지 않는 노인들이 외부의 시계에 의존해서 생체리듬을 유지하려고 하는 것이다. 노인을 돌봐야 하는 젊은 사람 입장에서는 매우 귀찮은 일일 수도 있지만 노인들에게는 아주 중요한 문제다.

100세 전후의 수명을 유지한 사람들에 대한 연구에서 이들의 식습관은 서로 확연히 다르다는 점이 확인되었다. 하지만 이들 모두에게서 공통으로 확인할 수 있는 것은 항상 음식과 술을 적당히 섭취하고 생체리듬에 엄격한 주의를 기울인다는 점이었다. 밤새도록 잠을 자지 않는 100세 노인은 아무도 없었다. 연구 대상자 모두가 규칙적인 식습관과 생활 습관을 가지고 있었다. 그렇지 않았다면 이미 오래전에 이들도 세상을 떠났을 것이다.

그러므로 리듬은 우리 인간의 삶 전체를 관통하고 있으며 삶의 막바지에 우리의 리듬은 어린아이의 리듬과 닮아 간다. 건강하게 오래 살고 싶다면 생체리듬을 잘 살펴야 한다. 다음 장에서 우리의 일과 삶에서 리듬을 잘 지키는 방법을 알아보겠다.

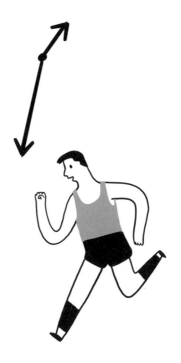

2장

나만의 리듬으로
시작하는 건강하고
탄력 있는 삶

모든 질병은 음악적 문제이며 치료는 음악적 해결이다.

노발리스Novalis

2000년 그라츠에는 전 세계를 통틀어 매우 독특한 건설 현장이 마련되었다. 도시의 한가운데 커다란 주택단지를 건설하는 현장에서 높게 솟은 크레인이 거대한 빈 컨테이너를 흔들고 있었다. 이곳은 이후 몇 주, 몇 개월 동안 건설 현장 노동자들이 리듬 훈련을 하려는 장소였는데 날씨가 여의치 않을 경우에는 건설 현장에서 리듬 훈련을 하기로 했다. 며칠 후 신문과 TV 언론인들이 현장에 모여들었고 오스트리아의 선도 일간지인 《데어 슈탄다르트 Der Standard》는 다가올 프로젝트에 대해 〈오스트리아에서 가장 괴상한 건설 현장: 건설노동자보다 과학자들이 많다〉라는 제목의 기사로 대서특필했다. 몇 주 후 당시 가장 선두적인 과학 방송이었던 ORF 채널도 현장에 왔고 〈모던 타임스Modern Times〉라는 프로그램을 제작했다. 무슨 일이 일어난 걸까? 유럽연합과 오스트리아의 최대 사고 보험사 AUVA의 기금을 받아 오랜 준비 작업 끝에 우리는 바우피트Baufit 프로젝트를 시작했다. 건설노동자는 산업재해율이 가장 높은 노동자군에 속한다. 고된 노동 탓에 병가를 내는 노동자의 비율도 높고 대부분의 건설노동자가 질병 때문에 남들보다 일찍 은퇴하게 된다. 그리하여 몇 달 전 우리는 AUVA의 사고 예방부의 책임자인 노르베르트 빙커Norbert Winker 교수와 대화 끝에 흥미로운 실험을 진행하기로 했다. 그의 조건은 오스트리아 건설 현장의 사고율을 낮추는 것이었다. 방법을 선택하는 것은 우리의 몫이었다.

다행히 우리 인간연구소는 생체리듬을 가장 효율적으로 측정하는 방식에 대한 연구를 마친 상태였다. 6보격의 시 운율이 특히 노동에 적합한 것으로 증명되었는데 여러분도 64~68페이지에서 한번쯤 따라 해 봤을 것이다. 더 흥미로운 것은 표현성 강한 율동인 오이뤼트미eurythmie(유리드미)의 효과인데 이것은 발도르프 Waldorf 교육체계에서 기본 커리큘럼으로 사용하는 춤으로서 율동의 리듬을 위해 6보격의 시를 사용하기도 한다. 오이뤼트미의 놀라운 효과에 대해 간단히 발표한 뒤 우리는 이 방법을 '심혈관 조정 훈련'의 일환으로 건설노동자에게 적용해 보기로 했다. 이즈음에 나는 우리 몸의 리듬 체계 안에서 각각의 리듬은 상호 반응하며 서로를 뒷받침해 준다는 것을 확신하고 있었다. 오이뤼트미 움직임을 통해 생성된 빠른 리듬의 강한 자극은 공명을 통해 가장 느린 생체리듬 중 하나인 수면에까지 영향을 미치는데, 수면을 푹 취함으로써 몸을 확실히 쉴 수 있게 한다. 수면을 통해 회복된 몸은 낮 동안 생생하게 깨어 있어서 사고를 예방하는 데 가장 중요한 역할을 한다.

우리는 한 가지 방법만으로는 모든 문제를 해결할 수 없고 특히 높은 사고율을 낮추기에는 무리라는 것을 알고 있었다. 정신적 요소도 똑같이 중요하다고 여겨서 우리는 유능한 산업심리학자인 요하네스 베란Johannes Beran을 우리 프로젝트 팀에 합류시켜서 건설회사의 관리 팀에 심리 상담을 지원하기로 했다. 건설노동자들의 입장에서 보면 프로젝트가 시작되기 전에 관리자들로부터 프로젝트의 의도를 들은 바도 없을 뿐 아니라 상사로부터 괴상한 지시를 끊임없이 받는다고 느낄 수도 있었다. 이는 대기업에서 흔히 경험할 수 있는 부분이기도 하다. 따라서 우리는 이 심리 상담 지원을 '정보 창구 개통'이라 부르기도 했다.

물론 오이뤼트미와 관련된 사회적 상호작용이나 신체운동만으로는 실험의 효과를 입증할 수 없었다. 그래서 우리는 아무런 개입도 하지 않은 제로 그룹 외에 대조군을 뽑아서 다른 실험군에 오이뤼트미 수업을 제공한 것과 마찬가지로 체조 수업을 제공하기로 했다. 이를 위해 우리는 건설노동자에게 알맞은 운동을 개발하고 이를 통해 노동자들의 자신감을 높이는 데 많은 기여를 한,

의욕에 찬 스포츠과학자 파울 샤이벤플루크Paul Scheibenpflug를 고용했다. 또한 개인적 차이를 배제하기 위해 4주가 지난 후에는 체조 운동 그룹과 오이뤼트미 그룹을 바꾸기로 했다. 따라서 처음에 체조 운동을 시작한 그룹은 4주가 지난 후에는 일주일에 두 번씩 오이뤼트미 수업을 받았다. 반대로 오이뤼트미 수업을 받은 그룹은 이후 체조 운동 그룹으로 바꾸었다.

건설노동자들이 건축물을 짓기에 바쁜 동안에도 프로젝트는 지속되었다. 우리는 정교한 측정 도구를 사용하여 일주일에 하루 동안 건설노동자들의 리듬 유연성을 측정하고 객관적인 생육 수면의 질을 비롯하여 여러 생리학적, 심리학적 변수를 조사했다. 그 결과는 의뢰인의 기대는 말할 것도 없고 우리 모두의 기대도 가볍게 뛰어넘었다. 오이뤼트미 수업을 진행한 지 며칠 되지 않아 실시한 개별적인 측정 결과만 봐도 수면의 질이 현저하게 향상된 것을 알 수 있었다. 반면 제로 그룹의 경우는 건설노동을 하자 실제로 수면의 질이 더 악화되었다. 오이뤼트미 수업을 먼저 받은 체조 운동 그룹의 경우 4주간의 오이뤼트미 수업 후, 그리고 8주간의 체조 운동 후에 수면의 질이 매우 향상되었고 이는 다음 3개월간에도 계속되었다. 오이뤼트미 그룹은 체조 운동에서 오이뤼트미로 수업을 바꾼 다음 수면의 질이 지속적으로 향상되었다.

AUVA는 정교한 과학 프로그램에서 발생하는 여러 가지 측정과 실험의 결과로 건설 시간이 지연되는 것을 건설회사에 보상하기 위해 어느 정도의 금액을 준비해 두었다. 하지만 주택단지 건설 프로젝트가 예상보다 한 달이나 빨리 끝나는 바람에 보상금은 전혀 필요하지 않았다. 솔직히 말하자면 나는 예정보다 일찍 완공된 건설 현장을 그 외에는 한 번도 본 적이 없다.

사분기가 더 지나서 AUVA를 대신해 외부 평가 기관에서 건설 회사의 데이터를 평가했다. 그 결과 지난 분기의 3~5퍼센트 사고율이 0퍼센트로 감소된 것을 확인할 수 있었다. 우리의 프로젝트는 AUVA가 실험해 본 어떤 사고 방지 프로그램보다 더 성공적이었다. 그 결과 다른 86개의 건설회사도 향후 10년 동안 다른 과학적 지원 없이 바우피트 프로젝트를 현장에서 실행하기로 했다. 다시 말해 건설회사 노동자들에게 정기적으로 체조 운동 수업이나 오이뤼트미 수업을 제공하고 관리자들에게는 심리 상담을 제공하는 프로그램을 안착시킨 것이다. 다른 과학적 수단이 동반된 처음 프로그램에 비해 이들 프로그램을 통해서는 사고율이 그렇게 급감하는 것을 볼 수는 없었지만 적어도 평균 30퍼센트의 감소율을 보였다.

나는 오스트리아 의회의 초대를 받아 당시 정부의 정책과 관련하여 강연을 했는데 그 자리에서 우리 프로그램을 가능한 한 많은 영역에서 응용할 수 없겠느냐는 요청을 받았다. 그 자리에 참석한 오스트리아 정부의 지도자는 말 그대로 내 어깨를 토닥이면서 칭송을 했지만 불행히도 특별 프로그램에 지원할 예산은 없다고 말했다. 우리 인간연구소에서 계산한 바에 따르면 오스트리아만 해도 건설 현장에서 사고 감소로 인한 경비 절감이 일 년에 1억 유로에 달한다. 사고로 인한 인간의 괴로움을 예방하는 것은 차치하더라도 엄청난 금액을 절약할 수 있다. 독일의 경우라면 일 년에 10억 유로가량을 절감할 수 있을 것이다.

흥미로운 것은 오스트리아 TV와 독일의 TV 방송국 ZDF의 프로그램에 등장한 건설노동자들의 증언이다. ZDF는 수면에 관한 1시간짜리 다큐멘터리 〈10년 후10 years after〉를 만들었다. 우리 프로그램에 참여한 노동자는 처음에는 매우 회의적이었다고 털어놓았다. 하지만 우리 프로그램의 효과를 느끼면서 의심이 사라졌다고 말했다. 벽돌 공사를 하던 노동자는 운동이나 율동을 하지 않을 때에는 무거운 콘크리트블록을 최종 목표 지점에 놓는 데 평균 다섯 번 정도의 시행착오를 거쳐야 했다. 운동과 율동 후에는 많은 벽돌을 단 한 번에 안착시키는 데 성공할 수 있었다. 한 목수는 운동을 하고 나서 지붕에 비계飛階를 만드는 작업이 특히 수월해졌다고 말했다. 또한 여러 가지 프로그램을 통해서 작업하는 노동자들은 전반적으로 기분이 나아지는 것을 경험했으며 오이뤼트미 수업 시간에 익힌 대로 서로를 조심스럽게 대하고 존중하는 리듬을 지키다 보니 동료들에게 더 많이 집중하고 상처를 주지 않으려고 노력하게 되었다.

» 일상의 규칙적인 리듬 회복하기

현재 우리의 삶은 여러 가지 장애 요소로 인해 쉽게 리듬에서 벗어날 수 있다. 많은 사람들이 리듬 훈련으로 이로움을 얻을 수 있는데 일단 그 전에 우리의 웰빙과 건강을 위해 리듬이 얼마나 중요한지를 깨우칠 필요가 있다. 아직 리듬 훈련을 받는 사람은 극소수에 불과하다. 이제 생활 속에서 얻은 멋진 리듬을 통해 우리의 신체조직이 혜택을 누릴 차례가 되었다.

지금까지 나는 여러 번 리듬 치료의 개념에 대해 이야기해 왔다. 사실 복잡할 것도 놀라울 것도 하나 없으며 우리 일상에서 해내지 못할 일도 하나 없다. 먼저 일상에서 리듬을 찾는 일은 우리의 선조들이 당연하게 해 오던 일이라 할 수 있다. 늘 같은 시간에 일어나서 먹고 잠자리에 드는 것이 한 예이다. 그럼에도 이 같은 리듬은 우리의 생체를 깨어 있게 하는 훌륭한 역할을 하고 있다.

인류의 역사에서 처음으로 인간은 '보디빌딩'으로 육체를 관리할 뿐 아니라 시간을 관리하면서 스스로 몸과 시간의 설계자가 되었다. 이를 통해 시간의 리듬을 잃어버리는 것이 얼마나 큰 손실인지를 깨닫게 되었고 그 전에는 알지 못했던 새로운 문제 해결책이 발견되었다. 이는 장기적으로 우리에게 이로움을 안겨다 준다.

우리 생체에서 규칙성은 매우 중요한 요소이며 이는 노력한 만큼 최대한의 효과를 거둘 수 있게 하는 요인이다. 그러므로 잠시 일탈을 하더라도 적극적으로 일상의 규칙적인 리듬으로 돌아오도록 해야 한다. 이를 위해 건설노동자들의 예에서 보듯이 다양한 방법을 활용할 수 있다. 예술도 완전히 새로운 임무를 갖게 되었다. 즉 잃어버린 리듬과 시간성을 회복하는 임무를 부여받은 것이다. 나는 이 장에서 그것을 실천할 수 있는 여러 가지 방안을 제안하려 한다.

• **화면의 불빛을 노란색으로 바꿔라**

지금까지 어떤 인류도 오늘날의 우리만큼 기술에 의존한 적이 없다. 기술은 많은 해방을 가져다주었지만 그 안에는 함정도 많이 숨어 있다는 것을 우리는 너무 천천히 깨닫고 있다. 가령 화면이나 LED, 에너지절감 램프 등이 우리의 생체리듬을 방해한다는 것을 불행히도 우리 대부분은 잘 모르고 있다.

사실 밤을 낮처럼 보이게 하는 것은 전자제품만은 아니다. 대부분 푸른빛을 띤 조명은 휴식에 필수적인 멜라토닌의 생성을 방해한다. 현대의 기술이 과거에 비해 우리 삶을 훨씬 안락하게 만들고 여러 가지 많은 정보와 편리를 제공하고 있지만 기술을 가능한 한 건강하게 다루는 방법을 찾아야만 한다.

컴퓨터 화면도 생체리듬을 방해할 가능성을 많이 내포하고 있다. 대부분의 컴퓨터 화면은 푸른빛을 많이 함유하고 있는데 이는 특히 저녁의 생체리듬에 좋지 않은 영향을 미친다. 그럴 때 컴퓨터에 f.lux를 설치함으로써 푸른색을 제한할 수 있다. 웹사이트 (*justgetflux.com*)에서 무료로 다운로드받을 수 있는데 일몰 후나 밤 시간에 컴퓨터의 푸른색 화면이 노란색으로 조정되는 것을 확인할 수 있다. 옛날 우리 할머니의 흑백 TV 앞에 늘어져 있던 호박색 포일이 어쩌면 성능 면에서는 더 나을 수도 있다. 포일은 조명의 푸른빛 부분을 차단하여 저녁에 컴퓨터 앞에서 작업하는 것을 수월하게 한다.

컴퓨터 화면과 TV에 대해 한 가지 더 말하자면, 배경조명을 이용하여 화면 주위를 밝게 하는 것이 좋은데 LED 조명 말고 전구나 할로겐 조명을 이용하는 것이 좋다. 컴퓨터 화면에서 빛이 적게 나오면서 생체 시각세포가 많이 있는 망막 주위의 자극도 감소되어 동공도 작아진다.

아이폰이나 아이팟을 사용하고 있다면 설정 버튼을 눌러서 '디스플레이 및 밝기'를 선택한 다음 '나이트 시프트Night Shift' 모드를 누르면 화면의 푸른빛을 감소시킬 수 있다. 저녁 8시부터 아침 7시까지 이러한 옅은 조명을 사용하는 것이 좋다. 애플사에서는 전자기기에서 발생하는 리듬 장애 요소 때문에 엄청난 보상 요구가 빗발칠 것을 예상하고 IOS 9부터는 '나이트 시프트' 기능을 설치했다.

- 야간 및 교대근무에 적응하는 방법

다행히 시간생물학에서도 우리의 삶을 좀 더 편하게 만들어
주는 다음과 같은 법칙이 적용된다. '한 번은 아무것도 아니다
Einmal ist kein mal.' 따라서 한 번쯤 밤을 샌다고 해도 건강에는 그
리 피해가 없다. 두 번 반복한다고 해도 건강에 심각한 손실이 생
기는 일은 없을 것이다. 가끔씩 밤을 새워 일해야 하는 경우가 생
기면 이 같은 법칙이 적용될 수 있다. 야간작업을 하더라도 다음
야간작업까지의 시간적 간격이 충분하다면 생체리듬은 정상적
흐름에서 벗어나지 않으며 하룻밤 깨어서 일하는 것은 예외로 받
아들일 것이다. 하지만 이는 자신의 작업 시간을 마음대로 조정할
수 있는 사람(예를 들어 자영업자나 프리랜서)에게만 가능한 일일 것
이다.

다른 방법은 야간 경비원이나 배달원처럼 야간작업을 몇 달
또는 몇 년에 걸쳐 장기간 하는 것이다. 작업 시간을 항상 바꿔야
하는 교대작업 노동자에 비해 이들은 오히려 건강에 위험이 생길
가능성이 훨씬 덜 하다(29페이지 참고).

야간작업을 다루는 세 번째 방법은 시간생물학적 연구 과정
에서 찾을 수 있다. 세 번째 방법은 저녁형 인간의 경우 생물학적
시간에 비해 생체리듬이 조금씩 늦는다는 것에 착안했다. 가령 야
간작업을 매일 한 시간씩 바꾼다면, 즉 매일 한 시간씩 늦게 시작
한다면 25시간으로 설정된 생체 내 리듬이 작업 시간 변경으로 인

한 심각한 영향을 받지 않고 편하게 적응할 수 있다는 것이다. 한 사람이 첫날에는 아침 7시에 일을 시작하고 다음 날에는 8시 그리고 그다음 날에는 9시에 일을 시작하는 방식으로 서서히 작업 시간을 바꾸는 것이다. 그런 다음 다시 처음 시간으로 돌아간다. 이렇게 하면 노동자 개인이 급격한 리듬의 변화를 감내하는 일 없이 전체 인력이 다양한 시간대에 함께 일할 수 있게 된다.

물론 이런 제안이 얼핏 희한하게 들릴 수 있다. 하지만 시간학적 관점에서 보면 근본적으로 이런 문제를 재고할 가치가 있다. 그러나 관습적인 교대작업의 결과에 대한 자료가 그리 알려져 있지 않다 보니 혁신적 교대작업 방식을 도입하려는 노력이 아직은 현저히 부족해 보인다. 이 책이 직원들의 건강에 특별히 관심이 많은 대표자 조직을 중심으로 새로운 작업 시간 모델을 만드는 데 많은 깨우침과 도움이 되기를 바란다.

- **시차증 피하기**

오늘날 많은 사람이 가끔 혹은 자주 서로 다른 시간대를 넘어 장거리 여행을 한다. 그러다 보니 생체의 시간과 도착한 공간의 시간이 일치하지 않아서 시차증이 발생하곤 한다. 만성적인 시차증은 심각한 건강장애를 일으키는데 이는 지속적으로 교대근무를 하는 것과 같다. 특히 여행 중 세 개 이상의 시간대(지구의 자전에 따른 지역 사이에 생기는 낮과 밤의 차이를 인위적으로 조정하기 위해 고

안된 시간의 구분선-옮긴이)를 가로지르는 경우 문제는 더 악화된다. 또 에너지를 비축할 수 있는 계절이라 알려진 봄과 가을에 유럽에서는 서머타임제 실시로 시간대가 한 시간 앞당겨지거나(봄) 한 시간 늦춰지는(가을) 미미한 시차증이 발생한다. 그런데 봄가을은 에너지를 비축할 수 있는 시간이라기보다는 오히려 높은 비용을 치러야 하는 계절일 수 있다. 이 변화의 계절에 여러 가지 사고와 심근경색 등이 발생할 확률이 현저히 높아지기 때문이다. 내가 아는 모든 시간생물학자들은 여름과 겨울 이후에 오는 계절이 그리 건강에 좋지 않을 뿐 아니라 오히려 일시적으로 건강을 해롭게 할 수 있다고 보는데 특히 나이나 질병으로 인해 몸이 약해진 사람은 더욱 위험할 수 있다고 본다. 다음의 규칙은 시간으로 인한 부작용을 좀 더 쉽게 극복하기 위한 방법인데 장기간 여행으로 생긴 시차증을 이겨내는 데 좀 더 중점을 두었다.

내 경험에 비추어 시차증을 더 쉽게 극복할 수 있는 몇 가지 조언을 하려고 한다. 일단 새로운 시간대로 가능한 한 생체리듬을 맞추는 것이 중요하다. 공항에 도착했다면 시계와 휴대폰을 되도록 빨리 현지 시간으로 설정하는 것이 좋다. 비행기가 이륙하는 순간 떠나는 곳의 시간은 잊어버리고 다가올 새로운 시간대에 대해 마음의 준비를 해 보라. 이는 여름이나 겨울과 같은 계절의 변화에도 적용할 수 있다. 가장 좋은 방법은 3월의 어느 주말에 겨울을 떨쳐 버리는 일을 하는 것이다. 10월의 어느 날에 여름을 보내는 이별식을 하는 것이다.

여행 중 비행기에서 도착지의 시간에 맞추어 식사가 제공된다면 또한 도움이 될 것이다. 여러분도 알다시피 음식이야말로 중요한 시간 설정 도구이기 때문이다. 또 다른 조언을 하자면 가능한 한 비행기 안에서 잠을 많이 자 두라는 것이다. 시차증은 수면이 부족할수록 증가하는데 내 경험에 따르면 수면 부족을 감소시키거나 미리 잠을 자 두는 방식이 이 문제에 상당히 도움이 될 수 있다.

독일 사람이 일본과 같이 동쪽 방향으로 비행한다면 출발한 시간보다 늦은 시간에 공항에 도착한다. 따라서 잠을 푹 자 둔다면 도착한 곳의 시간에 적응하기 쉬울 것이다. 하지만 미국과 같이 서쪽 방향으로 비행한다면 출발 지점보다 더 이른 시간에 도착한다. 이럴 때 비행기 안에서 잠을 푹 잤다면 다가올 긴 날이 더 가볍게 느껴질 것이다. 두 경우 모두 비행기 안에서 수면을 취하는 것이 목적지에 도착했을 때 안도감을 느끼게 하고 더 빨리 적응할 수 있게 도와준다.

기내에서의 수면을 위해 여행용 베개를 챙겨서 잠을 잘 때 머리를 잘 받쳐서 목의 통증을 예방하도록 한다. 또한 대부분 기내에서는 LED 조명을 켜 두기 때문에 수면용 안대를 착용하는 것도 도움이 된다.

중간에 잠이 깨거나 잠을 자기 어렵다면 복도를 잠깐 걸어 보는 것도 좋다. 요즘 대부분의 기내 좌석은 너무나 좁아서 혈액순환을 어렵게 만들기 때문이다. 좌석에 앉아서는 신발을 벗고 발을 뻗은 다음 발가락을 위아래로 움직여 스트레칭해 준다. 이 움직임은 근육을 펌프질하는 효과가 있어서 혈액을 심장으로 역류시키고 조직 속의 림프가 분출되도록 한다.

그런 다음 다시 잠을 청하거나 충분하게 피곤을 느낄 때까지 책을 읽어 보라.

비행기 안에서 잠을 푹 잘 자는 편이더라도 장기 비행을 한다면 1시간 30분이나 2시간 간격으로 일어나 어느 정도 운동을 해 주는 것이 좋다.

또한 비행기 안의 공기는 매우 건조하므로 물을 충분히 마시도록 한다. 그리고 기내의 압력은 해발 2,500미터의 기압에 맞춘 상태이므로 평지에 비해 수분이 매우 빨리 증발한다. 충분히 물을 마시지 않고 어떤 운동도 하지 않는다면 혈액 밀도가 높아져서 혈액응고로 이어지고 이는 심각한 건강 문제로 나타날 수 있다. 달콤한 음료는 생체 내의 미생물과 신진대사에 악영향을 줄 수 있으니 피하고 생수를 마시는 것이 좋다. 또한 지나치게 커피를 많이 마시면 잠을 자는 데도 문제가 생길뿐더러 수분을 빼앗으므로 피해야 한다.

목적지에 도착해서는 가능한 한 빨리 그곳의 자연을 받아들여서 현지의 시간에 익숙해지도록 한다. 가까운 공원과 같은 열린 공간에서 잠깐 산책을 하며 의식적으로 자연광을 받고 자신이 어떤 곳에 있는지를 느껴 보도록 하라.

저녁에 잠을 이루지 못할 때는 뜨거운 물로 목욕이나 샤워를 함으로써 정맥을 열어 혈압이 낮아지도록 한다. 혈압이 낮아지면서 피로함을 느낄 수 있는데 이렇게 몸이 피곤한 상태에서는 잠을 잘 잘 수 있다.

우리의 생체도 따뜻한 목욕을 하면 눈에 띄게 진정되는데 이러한 진정 효과는 수면을 이루는 데 도움을 준다. 특히 일본과 같이, 전통적인 료칸에서 24시간 온천을 즐길 수 있다면 목욕을 통한 수면 효과를 훨씬 더 쉽게 누릴 수 있다. 일본을 여행할 때 새벽 3시에 눈을 떠서 잠을 못 이룰 때 료칸의 욕조에서 10분 동안 뜨거운 물에 목욕을 하고 나니 몇 분 만에 바로 잠에 빠질 수 있었다. 다음 날 일어나서 푸짐한 아침을 먹고 나니 공간의 변화에서 오는 시차를 가볍게 극복할 수 있었다.

» 체조와 웃음, 감사로 활력 되찾기

일정한 방향성을 가진 리듬 연습은 우리 몸이 리듬을 벗어났거나 오랫동안 적절한 리듬을 유지하고자 할 때 도움이 된다. 여러분이 쉽게 일상에 접목할 수 있는 몇 가지 리듬 율동을 소개한다.

• 오이뤼트미 기초 강좌

앞에서 말한 것처럼 우리는 건설노동자들뿐 아니라 회사 내 건강관리 프로그램이나 학교 내 보건 수업 시간 등 그 외 여러 다른 프로젝트에도 오이뤼트미를 사용하여 수면 리듬을 개선하는 데 큰 성공을 거두었다.

오이뤼트미는 20세기 초 루돌프 슈타이너와 로라 마이어 스미츠Lory Maier-Smits가 개발했다. 오늘날 발도르프 학교에서는 학생들을 위한 교육 프로그램으로 오이뤼트미를 활용하고 있으며 성인들도 테라피의 방법으로 널리 활용하고 있다. 오이뤼트미는 개인별 또는 그룹별로 연습할 수 있다. 다음은 오이뤼트미가 무엇인지 여러분에게 기본 개념을 소개하기 위한 몇 가지 단순한 연습 방법이다. 전문가다운 정확성을 바탕으로 오이뤼트미의 동작을 가르쳐 준 탄야 바움가르트너Tanja Baumgartner에게 큰 감사를 드린다.

옆의 '연습' 페이지에서 두 가지 소리를 내는 동작을 해 봤다면 두 소리에서 느껴지는 감각이 각각 다르다는 것도 알아챘기를 바란다. 오이뤼트미 동작에 관심이 많다면 가까운 곳에 있는 발도르프 학교에 문의해 보기 바란다. 거의 모든 발도르프 학교에는 오이뤼트미 강사가 있고 성인을 위한 오이뤼트미 코스나 오이뤼트미 테라피를 제공하는 경우가 많으니 개인 강습을 받을 수도 있다. 오이뤼트미 협회의 주소는 3장에서 찾을 수 있다.

연습: 소리를 내며 오이뤼트미 시작하기

- 각각의 소리는 사람들에게 각기 다른 감각을 불러일으킨다. '아A'라는 소리는 '이I'나 '오O'라는 소리와는 다른 효과를 불러일으킨다.

- 오이뤼트미 연습을 위해 편하게 서서 발을 어깨넓이로 벌리고 팔을 느슨하게 늘어뜨린다. 눈을 감고 크고 분명하게 '아A'라고 소리 내 보라. 어떤 기분과 감각을 느끼는가?

- 어떤 일에 놀라게 되면 오이뤼트미가 아니더라도 자연스럽게 '아' 하는 소리가 입에서 나온다. 따라서 오이뤼트미는 '아' 소리를 의식적으로 놀라움의 감정과 연관시킨다. 가슴 앞에 양손을 두고 '아'라는 소리를 내면서 천천히 손과 팔을 커다란 V 모양이 될 때까지 펼쳐 보라. 이제 어떤 느낌이 드는가? '아' 소리에 대한 느낌이 선명해졌는가? 동작을 여러 번 되풀이하면서 이 감각을 좀 더 강렬하게 느껴 보기 바란다. 놀라움의 감정과 당신 안에서 올라오는 느낌을 '아' 소리와 함께 동작에 담아 보라. '아' 소리와 동작이 한 번 끝나고 나서 다시 반복하기 전에 이완한다.

- 몇 번 '아' 소리를 낸 다음 '이i' 소리를 내어 보라. '아' 소리와 비교해서 다른 감각을 느낄 수 있는가? '이' 소리를 낼 때는 오른손이나 왼손을 위로 올려 'I'라는 모양이 될 때까지 죽 뻗는다. 동작을 하는 동안 크고 분명하게 '이'라고 말한다.

바우피트 프로젝트와 학교 선생과 의료진을 대상으로 한 프로젝트에서 우리는 대부분 그룹 오이뤼트미 동작을 연습하게 했다. 대부분의 동작은 기본동작인데 참가자들끼리의 상호 반응을 필요로 하는 복잡한 단계의 오이뤼트미 동작도 포함되었다.

여러분에게 '폭포수'라는 동작을 간단히 소개하겠다. 참가자들은 서로를 위해 충분한 공간이 있는 느슨한 원을 만들어 선다. 두 손으로 구리 막대를 쥐고 있는데 이를 오이뤼트미 동작 중 움직이거나 공중에 던져 올리고 다시 잡기도 한다. 처음에는 구리 막대를 두 손으로 잡고 몸 앞에 수평으로 위치시킨 다음 팔을 천천히 위로 들어 올려서 머리 위로 올라갈 때까지 뻗는다. 그런 다음 약간 뒤로 뻗었다가 다시 어깨높이로 내려서 등 뒤로 구리 막대를 떨어지게 한다. 그런 다음 손을 재빨리 내려 막대를 잡는다. 이제 막대를 왼쪽 앞으로 움직여서 두 번 앞뒤로 돌린 다음 그룹에서 지정된 파트너에게 대각선으로 던진다. 다른 참가자에게 막대를 건네는 동시에 자신에게 건네지는 막대를 잡는다. 그리고 수직으로 잡은 막대를 앞뒤로 돌린 다음 그룹 내 옆 사람에게 건넨다. 이런 식으로 동작을 계속 반복한다.

폭포수 동작을 진행하면서 6보격의 시와 리듬이 같은 시를 계속 낭송한다. 리듬은 참가자의 동작, 호흡과 자연스럽게 어우러져야 한다.

우리 연구를 통해 알아본 바와 같이 이 같은 동작은 집단이 화합하는 데 큰 도움을 준다. 참가자들은 서로에게 주의를 기울이면서 상대방의 입장이 되어 보고 서로 다른 사람들의 동작을 곁눈질하면서 주변을 인식하는데 그러는 동안 주의력과 마음 챙김 능력이 향상된다. 아마도 이러한 것들이 바우피트 프로젝트에서 본 것처럼 수면의 질을 향상하고 건설 현장에서 사고를 감소시키는 요인이 되었을 것이다. 연습 초기에는 참가자들이 조화를 이루지 못해서 자주 구리 막대가 떨어졌고 이로 인해 노동자들이 짜증 내는 일이 많았다. 하지만 며칠이 지나자 오이뤼트미 그룹의 협업과 조화가 많이 향상되었고 이는 건설 현장에 그대로 반영되었다.

- **내면의 웃음**

리듬이 끊긴 삶은 고통스러울 수밖에 없는데 우리가 삶의 괴로움을 대하는 데는 여러 가지 방법이 있다. 서구 문화에서는 괴로움과 고통에 너무 큰 의미를 부여한다. 수많은 고통을 견딘 사람은 순교자로서 추앙받거나 높은 존경을 받는다. 고통은 주관적인 문제여서 어떤 사람은 고통을 받고도 삶을 아름다운 것으로 받아들일 수 있지만 다른 사람들에게는 그저 괴로움에 가득 찬 삶일 뿐이다.

그렇다고 삶을 고통 속에서만 보내야 할까? 외부 환경이 어떠하건 여러 가지 삶의 고통을 자연스러운 것으로 받아들이고 가능한 한 웃음을 지으며 즐기고 사는 것도 가능하지 않을까? 이제 나는 쓸데없이 자신만의 고통 속에 갇히지 않고 다른 사람들과 세상의 아름다움에 눈을 돌림으로써 괴로움을 종식시킬 수 있는 길로 여러분을 안내하려 한다.

이미 오래전에 동양에서는 이를 위한 중요한 방법을 발견했으며 이것을 '내면의 웃음'이라고 불렀다. 도교 요가를 가르치는 디르크 올리브란트Dirk Oellibrandt는 한 세미나에서 내면의 웃음을 실천하는 간단한 방법에 대해 알려 주었는데 여러분에게 그 방법을 전수하려고 한다(옆의 '연습' 페이지 참고).

유머는 괴로움을 잊을 수 있는 가장 중요한 기술이기도 하다. 실제로 많은 위대한 인물들이 비극적인 상황에서 웃음을 잃지 않음으로써 상황을 극복하기도 했다.

한 예를 들어 보자. 위대한 생물학자이자 인류학자이기도 했던 그레고리 베이트슨Gregory Bateson은 매장하는 대신에 화장해서 바다에 뿌려 달라는 유언을 남겼다. 1980년 그가 세상을 떠나자 치료사이자 사회복지사였던 그의 아내 로이스 캐맥Lois Cammack은 그의 유언대로 골분을 뿌리기 위해 친구들과 함께 배를 타고 태평양으로 나갔다. 그날따라 바람이 꽤 불었는데 로이스가 막 바다에 골분을 뿌리려는 순간 바람이 휙 불어오더니 그녀의 치마를 들추었다. 로이스는 치맛자락을 내리고 웃으면서 말했다. "그레고리, 제발 좀 그만해요!"

다른 모든 기술이 그러하듯이 내면의 웃음을 발전시키고 유

연습: 내면의 웃음

• 가까운 곳에 있는 거울을 가져다 책상 앞에 둔다(화장실 거울을 이용해도 된다). 책상 앞에 편하게 앉아서 거울을 보라. 어떻게 보이는가?

• 오른쪽, 왼쪽 집게손가락으로 입꼬리를 조심스럽게 올려 보라. 갑자기 웃음 짓는 것이 너무 과하다고 생각한다면 먼저 한쪽 입꼬리만 올려도 된다. 기분이 좋아지는 것을 느낄 수 있는가? 웃음을 지을 수 있다면 내면의 웃음을 향한 첫 번째 단계에 이미 다다른 것이다.

• 내면의 웃음은 마음속에 웃음을 만들어 내는 것이다. 이제 마음속으로 웃음을 지어 보라. 입술을 움직여 웃음을 지으면 천천히 웃음이 번지면서 행복감을 느낄 수 있을 것이다.

• 다시 거울을 바라보라. 내면의 웃음이 당신의 입꼬리나 눈에 번져 있지 않은가?

지하려면 역시 연습이 필요하다. 가능한 한 자주 내면의 웃음을 격려하고 허용하라(미국에 입국할 때 안전 요원들 앞에서는 예외로 하는 것이 좋겠다). 다른 예로 길에 서 있을 때나 지하철 안에서 스스로 갑자기 미소를 지어 보라. 멋진 일이 벌어질 것이다. 우연히 당신과 눈이 마주친 상대도 같이 웃어 주는 일 말이다. 처음에는 많은 사람이 미소를 돌려주는 모습에 어리둥절함을 느낄 수 있다. 하지만 우울하고 걱정스러운 표정으로 찡그리고 있던 사람들이 갑자기 당신에게 미소 짓는 표정을 보여 준다고 생각해 보라. 이것이 내면의 웃음이 가진 마법이다. 당신도 한번 시도해 보라. 멋진 시간이 되기를 바란다.

• 시간을 풍요롭게 가지는 법

건강한 삶의 리듬은 시간을 낼 수 있는 능력과 많은 상관이 있다. 이는 실제로 학습이 가능한 기술이기도 하다. 일단 시간을 만들어 보라. 무엇인가를 하려고 결정했다면 원래 계획했던 것보다 20~30퍼센트 정도 더 많은 시간을 사용해 보라. 예를 들어 쉬는 시간에 대한 계획도 마찬가지다. 당신이 필요하다고 생각한 임무가 있다면 거기에 20~30퍼센트의 휴식 시간을 더해 시간을 계산한다. 일을 할 때는 정성과 주의를 기울인다. 요리를 예로 들어서 자세히 설명해 보자. 무엇인가를 정성과 주의를 다해서 임하고 나면 색다른 경험과 헌신의 결과에 대해 놀라움을 느낄 것이다. 해야 할 일과 재료를 의식적으로 집중해서 살피는 것 외에도 당신 눈앞에 과일이나 채소가 놓이기까지 얼마나 많은 일이 필요했을지 헤아려 보라. 땅을 고르는 작업부터 시작해서 알맞은 빛과 기후를 등에 업고 씨를 뿌리고 모종을 심고 물을 주고 세심히 돌보며 수확하는 과정을 거쳐야 한다. 가장 싱싱한 과일과 채소를 골라 농부들이 시장에 내다 팔면 그것을 사 온 누군가가 정성을 다해 준비한 음식 재료가 당신 앞에 놓이는 것이다. 당신이 감사해야 할 일이 아니겠는가?

이제 음식을 준비하면서 당신이 할 수 있는 감사의 인사를 묘사해 보겠다. 음식 재료를 다듬고 자르고 휘젓고 간을 하는 동안

- 이 채소와 곡물을 키우고 준비한 사람들에게 마음속으로 감사함을 전한다.

- 과일이 익어 가게 해 준 태양과 과육을 살찌우게 도움을 준 물, 토양을 비옥하게 해 준 미생물과 멋진 과일을 열매 맺은 식물들에게 감사드린다. 과거의 우리 조상들이 오래전부터 감사의 제례를 드리곤 했다.

- 생산지에서 과일이나 채소를 운반해서 당신이 사는 곳으로 가져다준 화물 운전사에게도 감사를 드린다.

- 과일이나 채소가 당신에게 전달될 수 있도록 도로와 기차를 만드는 일도 중요하다는 것을 알아야 한다. 이 모든 작업을 위해 노력과 위험을 불사한 많은 이들에게도 감사를 드리자.

같은 감사의 인사를 여러 번 드리다 보면 스스로의 모습 또는 삶 전체가 변화하는 것을 느낄 것이다. 현재 당신이 누리는 안락한 삶을 위해 얼마나 많은 생명이 함께 일해 왔는지를 알게 될 것이다. 또한 인간의 삶이 얼마나 대단한 선물인지도 깨달을 것이다. 훌륭한 음식 재료를 얻기 위해서 얼마나 많은 노력과 고난이 따르는지를 깨닫고 나면 더 이상 식자잿값이 비싸다고 불평하지 않을 것이다. 또한 그 모든 것에 감사하고 깨어 있는 마음으로 대하다 보면 음식을 준비하고 먹는 시간을 훨씬 더 의미 있게 느낄 것이다. 그 시간이야말로 깨어 있는 시간이며 소중한 시간이며 진정으로 살아 있는 시간이다.

역설적인 것은 시간을 들여 현재를 진정으로 느끼고자 하는 사람은 즉시 시간을 좀 더 느긋하게 느낄 수 있다는 것이다. 이러한 능력을 개발하다 보면 당신의 삶이 좀 더 리드미컬해진다.

사람들이 압박감을 느낄 때보다는 시간이 여유로울 때 서로에게 더 관대해진다는 것을 당신도 알아챘을 것이다. 스트레스에 차서 직원들에게 소리를 지르기 일쑤인 상사를 사적인 자리나 크리스마스 파티에서 만났을 때 그가 세상에서 가장 다정한 사람처럼 행동하는 것을 본 적이 있을 것이다. 당신은 어떤가? 시간의 강박으로부터 벗어나서 여러 사람과 여유로운 시간을 보낼 때 스스로와 타인에게 어떤 모습을 보이는가? 또 스트레스가 가득한 상황에서 모든 것이 얼마나 힘들게 느껴지는가?

이런 이유로 어떤 사람들은 관리자 일을 그만두고 농부가 되거나 좀 더 시간이 많고 자신이 선택할 수 있는 여지가 많은 일자리로 이직한다. 물론 어떤 경우에는 필연적인 선택일 수도 있지만 그러한 여건이 되지 않는 많은 사람들에게는 일상에서 여유를 가지는 태도가 필요하다. 이는 우리 일상의 경험을 더 풍성하게 하고 직업 세계에서의 만족감을 더해 주며 삶에서 불필요하고 과잉된 것들을 버리는 데 큰 도움을 준다.

• 감사 일기 쓰기

감사는 만족스러운 삶을 위한 아주 중요한 열쇠이기도 하다. 15년쯤 전에 심리학자인 로버트 A. 에먼스Robert A. Emmons와 마이클 E. 매컬러Michael E. McCullough는 여러 연구를 통해 소위 감사 일기를 쓰는 것이 사람들에게 행복이라는 주관적 감정을 증가시키는 데 커다란 역할을 한다는 것을 보여 주었다.

처음에 이들은 학생들로 이루어진 세 개의 그룹을 정해서 10주 동안 세 가지 다른 임무를 수행하도록 했다. 첫 번째 그룹은 일주일에 진정으로 감사할 만한 일을 다섯 가지 쓰도록 했다. 아름다운 일몰이나 친구들의 관대함 또는 삶의 즐거움 등이 그에 속했다. 두 번째 그룹은 주마다 일어난 일 중에서 다섯 가지 불만 사항을 쓰도록 했다. 가령 주차할 때의 어려움이라든지 세금 납부 문제 혹은 요리할 때 국수를 태웠다든지 하는 경험들을 쓰게 했다. 세 번째 그룹은 특별한 감정의 개입 없이 매주 다섯 가지 일에 대해 일기를 쓰도록 했다.

10주가 지나자 그룹 사이에서 확연한 차이가 보였다. 감사 그룹의 학생들은 다른 그룹의 학생들에 비해 25퍼센트 정도 더 큰 만족감을 표시했다. 그뿐만이 아니었다. 처음에 시작할 때는 모든 그룹의 학생들이 거의 비슷한 활동량을 보였는데 감사 그룹은 일주일에 평균 1시간 30분 정도 더 많이 활동하는 모습을 보였다. 심리학자들은 감사라는 요인이 이토록 큰 차이를 만들어 낸 결과에 무척 놀라며 혼란에 빠졌다. 그래서 이번에는 다른 그룹을 선택해 감사 그룹과는 달리 매주 자신이 다른 학생들보다 잘한 일을 기록하도록 했다. 이는 감사의 표현 없이도 실험의 참가자들이 기분이 더 나아지는지를 확인하기 위해서였다. 연구 결과를 보니 감사 그룹만이 월등하게 더 높은 행복 지수를 보였다.

이 실험 참가자들과는 달리 마비 증세나 근육 퇴행 등의 증세를 동반하는 신경근질환에 시달리는 환자를 대상으로 한 다른 연구도 진행되었다. 객관적으로 봐서 이들은 불행할 만한 이유가 많았다. 하지만 3주가 지난 뒤에 이들조차도 감사 의례의 긍정적 효과를 확실히 느낄 수 있었다.

감사 그룹은 전체적으로 삶의 만족도가 높아졌을 뿐 아니라 가까운 미래에 대해 훨씬 긍정적인 태도를 보였고, 건강하고 리듬 있는 삶을 위해 가장 중요한 수면의 질도 높아졌다. 그러므로 긍정적인 면에 집중하면서 감사하게 느끼는 것을 규칙적으로 기록하기를 권한다.

» 삶을 리듬 있게 디자인하기

건축가들은 종종 자신들이 만든 건축물이 사회적으로 지대한 영향을 미치기를 기대한다. 아름답고 기능적인 건축 즉 공간의 건축적 디자인을 통해 이들은 세상을 더 나은 모습으로 바꾸고 사람들에게 이로움을 주려고 한다. 실제로 공간은 많은 영향력을 가지고 있다. 사람들의 기분이나 소통 가능성, 만남의 가능성을 좌우할 뿐 아니라 그 밖에도 많은 것에 영향을 미친다.

시간생물학을 적용하는 데 있어서 우리가 목표로 하는 것은 시간을 디자인하는 것이다. 우리는 효율적인 시간대를 창조할 수 있는 힘이 있다. 디자인이 잘된 시간의 리듬은 건축가에 의해 멋지게 디자인된 공간만큼이나 우리의 삶을 멋지게 만들 수 있다. 시간을 통해 우리 인간은 사는 곳을 4차원의 영속적인 공간으로 만들어 낼 수 있다. 3차원은 자연과 건축가가 디자인하는 것이지만 네 번째 차원인 시간은 우리 스스로가 만들어 내는 것이다.

시간이 아무리 시계 속의 다이얼과 같은 공간적 형태로 표현된다 하더라도 시간은 공간과는 완전히 다른 성질을 가지고 있다.

매우 추상적인 시간도 디지털화된 숫자로 표현할 수 있다. 하지만 이는 시간의 흐름에 대한 전체적인 개괄 능력을 잃어버리게 하고 때로는 시간을 놓치게도 만든다.

리듬의 구성 요소나 흐름을 생각해 본다면 시간을 가장 쉽게 경험하고 이해할 수 있는 방법은 아마도 음악일 것이다. 초기 생리학 서적에서 실제로 청각 감각은 '시간의 실제 감각'이라고 불리기도 했다. 시각 세계에 지나치게 중점을 두고 있는 오늘날의 디지털 문화를 돌아볼 때 인류의 원시 문화에서 분명히 존재했던 인간 의식 내부의 시간에 대한 감각과 섬세한 청각 기능이 이제는 그 중요성에 있어 점점 뒤로 밀려나고 있다.

원시 인간들에게 청각은 매우 중요한 기능이었고 느닷없이 공격을 당하거나 어둠 속에서 방향을 짐작할 수 없을 때 큰 역할을 담당했다. 근대의 자연주의 시대에는 걸어가면서 주위에서 들려오는 소리에 귀를 기울이는 것이 중요한 일이었다. 새소리와 경고음, 나뭇가지 부러지는 소리와 나뭇잎 바스락거리는 소리.

주위의 자연과 소리에 귀를 기울이는 사람은 아무 생각 없이 지나가는 사람과는 완전히 다르게 풍경을 경험한다. 가령 어떤 장소에서 새가 안절부절못하는 모습을 보이면 곧바로 조깅하는 사람이 나타날 거라는 사실을 아는 사람이 있다. 또 다른 방향에서 가슴을 설레게 하는 찌르레기의 소리가 들려올 때가 있다. 주의력이 깊은 사람이라면 그쪽 방향에는 육식동물이나 조깅하는 사람이 없다는 것을 잘 알아챌 것이다. 과거에 사람들은 이 같은 소리 환경을 지속적이고 의식적으로 흡수해 왔다. 이는 안전뿐 아니라 사냥에서 성공을 거두기 위해서 매우 중요한 요소로서 눈으로 보는 것만큼이나 중요한 부분이기도 했다.

소리는 또한 청력을 통해서 메아리와 함께 공간에 접근한다. 눈을 가린 채 소리나 음악을 듣는 경우, 우리가 큰 방에 있을 때의 공간 감각은 좁은 방에 있을 때와 비교하여 아주 다르다. 방 안에서 들리는 소리는 시간이 지나면서 사라진다. 즉 이 소리는 공간과 시간을 연결시키는 것이다.

음악은 특히 주기적인 성질을 가지고 있는데 서구 음악에서 그런 경향을 더욱 잘 볼 수 있다. 악기 소리는 기본적인 음과 배음을 결합한 것이고 모든 부분의 음색은 기본음의 정수를 증식한 것이며 정수가 명확할수록 악기의 소리는 선명하게 들린다. 연구를 통해 음악의 소리 영역과 우리 몸의 소리 영역이 서로 가깝게 연관되어 있다는 것을 알게 되었다.

우리의 귀는 16헤르츠에서 최대 20,000헤르츠 범위에서 소리를 듣는다. 이것은 초당 16~20,000회 동안 진동하는 소리의 흐름이다. 그러나 약 16~1,000헤르츠의 범위에서만 우리는 음악의 기본 음정을 음악적으로 느낄 수 있다. 반면 1,000헤르츠 이상 범위의 소리는 배경음으로 전환된다. 약 10~1,000헤르츠 영역에서 우리 신경계의 개별 세포와 세포 영역이 아주 많이 반응하는 것을 볼 수 있다. 즉, 우리의 신경계는 바로 이 음역에서 활발한 전기 활동을 보인다. 음악이 스윙 효과를 통한 공명으로 신경계에 영향을 줄 가능성이 매우 높다는 것이다.

그런데 음악에는 개별적 음 외에도 마디Takt와 박자Schlag가 있어서 우리의 감상 속도를 결정한다. 전통적으로 개별적 음의 전체 속도를 결정하는 박자는 작곡가가 악보를 만들 때 처음에 표시하는 것이다. 맥박Puls이라고도 불리는 박자의 속도는 심장박동과 정확하게 일치하는데 그 횟수는 분당 40~200번이다. 음악의 또 다른 기본 시간 구조인 마디는 여러 개의 개별적 음을 하나로 묶는데 일반적으로 사용하는 4분의 4박자의 경우 네 개의 음표를 하나의 단위에 결합시킨다. 이 같은 4 대 1 비율은 밤의 심장박동과 호흡의 비율과도 정확하게 일치한다. 한 번의 호흡에 네 번의 심장박동이 일어난다. 즉 음악에서 박자와 마디의 비율은 심장박동과 호흡의 비율과 일치한다.

우리는 지금까지 신경계의 리듬과 음악과 심장박동, 그리고 호흡의 리듬이 서로 일치한다는 것을 살펴봤다. 이제 신진대사의 느린 리듬에 대해 이야기해 보자. 이 흐름은 몇 분에서 몇 시간까지 여러 가지가 있다. 이 또한 놀라울 정도로 음악과 일치한다. 음악도 짧은 노래는 1분도 채 안 되지만 바그너의 오페라와 같은 긴 곡은 몇 시간씩 이어지기도 한다. 음악을 통해 우리는 생체의 모든 부분이 진동하는 것을 느낄 수 있으며 그런 의미에서 음악은 소리로 듣는 생체리듬이라고도 할 수 있다. 많은 의료 분야에서 음악치료가 성공적으로 활용되고 있고 음악의 효과를 증명하는 과학적 연구 결과가 점점 많아지는 것도 이 사실을 뒷받침한다. 특히 생체리듬에 영향을 받는 호르몬에 대한 의학적 연구도 활발하게 진행되고 있다.

미래에는 공명이라는 요소와 그에 상응하는 진동 모드, 진동 주파수를 통해 문제가 생긴 유기체를 파악함으로써 치료를 더 손쉽게 할 수 있을 것이다.

자연과 인간이 함께 리듬을 만들어 내는 다른 영역도 있다. 하지만 불행히도 그것이 항상 조화롭게 어우러지는 것은 아니다. 이미 언급했듯이 오늘날 원시적인 삶의 형태를 유지하는 많은 사람들에게서 볼 수 있는 것처럼 여전히 시간에 대한 순환적인 시각이 존재한다. 그런데 순환적 시간은 물리학자나 기술자들을 비롯하여 오늘날 일반적인 많은 사람들이 받아들이는 선형적 시간에 비해 점점 더 뒷걸음질하고 있다. 선형적 시간만을 자연에 적용시키면 자연 주기가 깨지고 파괴되면서 큰 문제가 발생할 수 있다. 생성과 사라짐, 그리고 새로운 태어남이라는 건강한 흐름 대신에 한쪽에서는 산, 경관, 바다를 마구 해치고, 다른 한쪽에서는 쓰레기와 찌꺼기가 쏟아져 나오는 결과가 발생한다. 둘 다 순환적 시간을 선형으로 만든 결과다. 선형적 시간에 대한 관념은 자연이 수십억 년 동안 형성해 온 순환의 고리를 그대로 유지해야 한다는 생각을 무시한다. 하나의 종말은 자연스럽게 새로운 시작으로 이어진다. 연금술사의 상징이기도 한 뱀(우로보로스Ouroboros)과 마찬가지로, 자신의 꼬리 부분을 물고 있는 시간의 원형은 생겨나고 사라지는 현상이 하나의 고리처럼 연결되어 있다.

우리 유기체는 자연의 일부이기 때문에, 시간을 다루는 데 있어서 우리는 순환적 측면을 중요하게 여기고 포함시켜야 한다. 또한 이 관점에서 인간과 지구의 건강을 위해 시간을 올바르게 활용하려면 리듬을 제대로 다루어야 한다는 것도 명명백백해진다.

• 알맞은 시기를 정하기

시간의 건축에 대한 은유적 그림을 더 큰 단위로 확장할 때, 우리는 '시간 풍경Zeitlandschaft'이라는 개념에 도달하게 된다. 영어로는 캐나다의 작곡가이자 음향 전문가인 머리 셰이퍼Murray Schafer가 창조한 개념인 '사운드스케이프soundscape'와 유사하게 '타임스케이프timescape'라고 부를 수도 있다. 셰이퍼는 우리의 공간 관계에서 시각적 풍경의 그림과 사진은 많지만 음향적 사건의 단서는 거의 없다는 것을 발견했다. 그래서 셰이퍼는 풍경을 청각적으로 기록하고 분석하기 시작했다. 즉 공간을 조용하거나 시끄러운 장소로 분류하고 아름다운 소리가 나는 장소와 해로운 소음이 나는 장소로 나눴다. 사람들과의 인터뷰를 통해 그가 파악하게 된 사운드스케이프가 우리의 인식이나 웰빙에 미치는 영향은 풍경의 시각적, 공간적 조건만큼이나 중대한 것이었다. 근사한 공원 옆에 시끄러운 고속도로가 뚫린다면 공원은 더 이상 근사할 수 없다. 마찬가지로 시끄러운 거리의 한복판에 자그마하고 조용한 뒤뜰이 있다면 마치 사막의 오아시스처럼 우리에게 휴식을 주는 아름다운 사운드스케이프가 되어 준다. 지금까지 전통적인 사운드스케이프를 지키고 유지하려는 노력은 조경이나 자연의 보존과 유지와 비교하면 매우 미미하다고 볼 수 있다.

타임스케이프는 특정한 장소에서 속도에 의해 형성되어 왔다. 타임스케이프를 그리다 보면 사람들이 많은 공간에서는 사람들이 적거나 아예 없는 공간에 비해 훨씬 더 빨리 움직이는 것을 볼 수 있다. 그래서 휴식을 취하고 싶을 때 조용한 곳을 찾는 것이다. 그곳이 사람들의 개별적 시간을 느긋하게 만들기 때문이다.

기술적으로 활동성이 강한 곳은 어디나 속도가 지속적으로 증가하고 시간도 가속화된다. 이를 고속도로나 공장 또는 자동화 단계의 공정에서 잘 볼 수 있다. 시계도 개별적인 작업 단계를 정확하게 상호 연결시키기 위해서는 더 빨리 더 정확하게 작동해야 한다. 실제로 기술의 역사를 살펴보면 해시계나 그림자시계에서 시작된 시계가 정확성이 떨어졌던 시계탑에서 나중에는 더 정교해진 진자시계와 전자시계를 지나 수정시계와 원자시계로까지 지속적으로 발전한 것을 알 수 있다. 페터 보르샤이트Peter Borscheid는 중세 후기 인류 문화사의 급격한 속도 증가를 템포바

이러스Tempovirus라고 묘사하며 이것이 오늘날 많은 문제를 야기한다고 말했다.

미하엘 엔데Michael Ende가 쓴《모모Momo》는 동화처럼 보이지만 가속도가 붙은 현대의 시간이 초래할 수 있는 결과에 대해 이야기하는 소설이다. 개인적으로 모모의 이야기는 책으로 읽는 것이 훨씬 낫다고 생각하는데, 내 눈에 영화로 만들어진 이야기는 그저 미하엘 엔데의 소설을 조악하게 베낀 수준에 지나지 않았다. 소설 속 작고 몽환적인 이탈리아의 한 도시에 어느 날 갑자기 시간저축은행에서 온 '회색 신사'들이 나타나 사람들에게 시간을 많이 가지려면 우선 시간을 절약해야 한다고 설득한다. 책의 첫 부분에 등장한 인물들은 시간을 아끼면 아낄수록 점점 시간이 없어진다는 것을 발견한다. 처음에는 활기찬 인생을 살아가며 많은 시간을 같이 보내던 사람들이 갈수록 빈 껍데기처럼 되어 가는 모습을 보인다. 결국 시간을 절약한다는 것은 돈과 재물에 대한 욕망으로 늘 시간에 쪼들려 사는 것이며 이는 현대인의 삶의 특징을 여실히 보여 준다. 도시 외곽의 낡은 원형극장에서 사는 모모만이 회색 신사들의 속임수를 깨닫는다. 그녀는 시간을 아끼는 것에도 흥미를 보이지 않고 액세서리를 주렁주렁 단 바비 인형에게도 휘둘리지 않는다. 모모의 친구들과 주변 사람들에게 감명을 주는 모모의 훌륭한 점은 다른 사람들의 말에 귀를 기울임으로써 그들이 완벽하게 이해받고 있다고 느끼게 하는 것이다. 그리하여 모모는 마침내 인간세계 시간의 왕인 호라 박사를 만나고 폭력을 쓰지 않고도 회색 신사들을 무찌르는 힘을 얻는다. 알고 보면 회색 신사들도 어린 시절에 마땅히 받아야 할 사랑과 관심을 받지 못했던 것이다. 이것이 그들이 사람이 되는 것을 방해한 요인이었다.

이 책이 쓰인 것은 1972년이지만 현대의 여러 작품들에 비해 결코 뒤처지지 않는다. 오늘날 이 세계의 도처에는 회색 신사들이 존재하며 모두들 시간을 절약하기 위해 애쓰는데 불행히도 그들은 우리의 희생을 대가로 요구한다. 모모는 이러한 현상을 어떻게 다루어야 하는지 보여 준다. 우리는 시간 절약의 시스템에 굴복하지 말아야 하며 자신과 다른 사람들을 위한 시간을 계속해서 마련해야 한다. 다른 모든 것보다 참을성 있고 세심하게 귀를 기울이며 순조롭게 일을 해결하는 모모의 모습이 특히 아름답게 그려졌는데 이는 완벽하게 인간적이고 행복한 삶을 살아갈 수 있는 방법을 제시한다.

시간을 저축하는 사람이 되기보다는 시간을 디자인하는 사람이 되자. 우리가 가진 시간을 가능한 한 즐겁고 아름답게 만들어 보자. 이를 위해서는 시간을 제대로 활용할 수 있는 기본 디자인이 필요하다. 이 기본 디자인은 사실 자연이 미리 정해 놓았는데 앞에서도 얘기한 것처럼 매일, 매주, 매달, 매년 그 나름의 리듬을 가지고 있다.

• 하루의 디자인

하루라는 시간 동안 우리는 깨어 있는 시간과 수면 시간을 확실하게 결정할 수 있다. 우리는 3분의 2의 깨어 있는 시간과 3분의 1의 수면 시간의 비율, 즉 16시간 동안 깨어 있고 8시간 동안 잠을 자는 시간으로 하루를 나눌 수 있다. 음악적으로 이는 2에서 1까지의 정수 비율에 해당하는데, 마치 한 옥타브의 구조와도 같다.

조용하고 안전한 수면 공간을 만들면 수면의 리듬 조직이 우리 안의 유기체를 스스로 만들어 낸다. '자아Selbs'는 그리스어로 '자율Auton'을 의미하고, 과학에서는 '자율 조직'을 뜻하는데 이는 시간적 영역과 마찬가지로 하나의 공간에 있는 생명의 근본적인 성질로서 '자가 생산autopoiesis'이라는 용어와 결부된다.

깨어 있는 상태에서 생체리듬을 지키는 것은 오롯이 당신의 몫이다. 가장 적절하다고 여겨지는 리듬은 수면 상태와 마찬가지로 1시간에서 1시간 30분 정도 일을 한 뒤에 15분에서 30분 정도 휴식을 취하는 것이다. 하지만 수면 주기가 1시간 30분에서 2시간인 것과는 달리 깨어 있을 때의 시간은 주로 일을 위한 노동 주기다. 또한 깨어 있는 시간 중간중간에 식사 시간을 배정해야 하는데 가능하다면 세 번을 넘기지 말아야 하고 식사 시간의 간격은 4~6시간이어야 한다. 힘든 육체노동의 경우는 예외적으로 두 번 정도 추가로 간식 시간을 마련해야 한다. 실제의 공간과 마찬가지로 시간도 물체처럼 앞으로 또는 뒤로 움직일 수 있다. 그럼에도 실내의 기본 구조는 그대로 있는 것처럼 시간의 구조도 그러해야 한다. 대부분의 사람들이 공간을 구조화하고 사용하는 데에는 익숙한 반면 시간을 리드미컬하게 조직하는 것은 어려워하는데 일단 시작하면 쉬워질 것이다. 그리고 삶의 조화로운 흐름으로 이어지는 것을 몸으로 느낄 것이다.

• 한 주의 디자인

한 주를 디자인하는 데 있어서는 일주일의 끝에 하루나 이틀 정도는 휴식하는 시간을 비워 두고 혼자나 친구 또는 가족과 함께 산책이나 하이킹 등 여가 활동을 하도록 하라. 파티에 가는 것도 재미있는 일이다. 재미있는 책을 읽거나 헬스클럽에서 운동을 해도 좋지만 중요한 것은 시간 디자인의 개념을 완전히 잃어버리지 않는 것이다. 하루의 활동은 다를지 몰라도 일어나고 잠자고 식사하는 시간은 일상의 계획과 크게 다르지 않아야 한다.

• 한 해의 디자인

연중 계획은 계절에 따라 다르며 여러 가지 축제와 명절을 포함한다. 서구 세계에는 일반적으로 부활절이나 하지, 감사절과 11월 망자의 날 그리고 크리스마스 등의 명절이나 기념일이 있다.

봄과 여름, 가을은 자연에서 시간을 보낼 수 있는 충분한 기회를 제공하는데 이는 당신의 육체적 정신적 건강을 위해서 매우 중요하다. 겨울은 전통적으로 휴식을 위한 시간이며 낮이 밤보다 짧다. 그렇다고 자연을 무시할 필요는 없다. 태양이 빛나는 순간 겨울의 풍경은 경험할 수 있는 최대의 아름다움을 보여 준다. 이미 여러 차례 말했듯이 앉아서만 생활하는 것은 건강에 매우 좋지 않다. 책상 앞이나 소파, 컴퓨터나 차 안에 계속 앉아 있는 생활 말이다. 이런 생활은 고질적인 문명병뿐 아니라 우리의 감각을 둔하게 만들어 자연에서 우리를 분리시키고 타인에게 주의를 기울이지 못하게 만든다. 우리는 초기 인류가 경험했던 존재의 방식으로부터 너무 멀리 떠나왔다. 자연 관찰의 선구자인 존 영Jon Young이 서술한 것처럼 컴퓨터 앞에 오래 앉아 있다 보면 더 이상 자신의 몸을 느끼지 못하게 된다. 따라서 우리가 자연을 적극적으로 탐색하여 계절마다 자연과 직접 교류할 수 있는 장소와 기회를 찾는다면 우리의 삶은 훨씬 더 긍정적인 방향으로 발전할 것이다. 가까운 공원도 좋고 아름다운 뒤뜰도 좋으며 도시 근교의 강가에 있는 아담한 쉼터도 좋다.

자연 속으로 나간다면 한번쯤은 '깊은 경청'의 기술을 익히도록 시도해 보라. 여러 가지 다른 소리들이 어디서 오는지 귀를 기울여 보라. 그것들이 얼마나 멀리 떨어져 있으며 얼마나 시끄럽고 조용한지 언제 어떤 소리가 나오고 표현되는지 귀를 기울여 보라. 어떤 특별한 감정도 불러일으키지 않는 단순한 소음인가? 아니면 경고나 뽐내기를 자랑하는 새소리인가, 즐거움과 행복의 소리인가 아니면 두려움과 공포를 나타내는 소리인가? 이 소리들은 당신이 속해 있는 그 풍경에 대해 많은 것을 알려 준다. 자연 속에서의 깊은 경청을 바탕으로 다음번에 누군가를 만나 얘기를 듣다 보면 이들의 얘기 속에 어떤 감정이 실려 있는지를 좀 더 정확히 이해하게 될 것이다. 그리하여 세상과 타인을 향한 이해와 연민이 놀라울 정도로 커질 것이다.

» 주위 환경을 리듬 있게 가꾸기

　당신 삶의 시간들을 멋지게 디자인하기 시작하면 주위 환경을 돌보는 일도 할 수 있게 된다. 정원이나 텃밭을 가꿀 수 있다면 리듬이 살아 있는 공간을 가꿔 보라. 그러면 정원 식물들의 하루와 사계절, 전 생애의 흐름을 볼 수 있다. 정원의 리듬을 통해 우리는 다양한 감각에 접근할 수 있는데 이처럼 다양한 감각을 통합함으로써 우리는 이 세계를 총체적으로 볼 수 있게 된다. 시간을 직접적으로 인지하는 것은 어렵지만 여러 가지 감각을 통해서 시간의 구조를 파악할 수 있다.

　시간의 변화에 따른 정원의 리듬을 관찰함으로써 우리가 깨닫는 것은 영원함과 무상함이라는 개념이다. 인간에 비하면 돌은 매우 오랫동안 지속되는 물체로서 정원에 고정적으로 놓을 수 있다. 그 외에 나무나 갈대 등으로 만든 자연 재료를 정원에 장식하는 방법도 있다. 정원의 식물들 중 어떤 식물들은 빨리 자랐다가 사라지고 또 어떤 것들은 오래 머문다. 일년생이나 봄꽃들은 상대적으로 빨리 생장하고 사라진다. 시베리아 아이리스 같은 꽃은 아름답게 피지만 며칠 안에 지고 만다. 하지만 땅속 알뿌리 덕분에 이들은 다음 해에도 샛노란 암술과 보랏빛 꽃잎을 활짝 피워 우리에게 기쁨을 선사할 것이다. 밤의 여왕과 같은 이국적인 선인장은 하룻밤 새 피었다가 다음 날 아침이면 시들고 만다. 이 꽃이 피는 것을 보려면 밤새 깨어 있어야만 한다.

상대적으로 오래 유지되는 식물은 잡목과 나무들이다. 특히 나무는 저항력이 강하고 꼿꼿한 자세로 서 있어 인간에게 시사하는 바가 많다. 그림으로 묘사된 나무의 모습은 그리는 사람의 성격과 유사한 경우가 많다.

 · 꽃시계

동식물의 과학적 분류를 위해 체계를 개발한 자연학자 칼 폰 린네Carl von Linne는 하루의 흐름을 반영하는 꽃시계에 대해 설명한 바 있다. 일반 시계와 같이 원형으로 만들어진 꽃시계는 두 시간 간격으로 피고 지는 꽃들을 번갈아 배치했다. 네덜란드의 레이던Leiden 식물원에서는 이와 같은 꽃시계를 볼 수 있다. 그 밖에도 독일 베를린의 바이서 제Weißer See, 베른부르크Bernburg의

베르니게로데Wernigerode의 시펜 하우스Schiefen Haus, 뮐러하임 Mühlheim의 수역, 뢰바우 치타우Löbau-Zittau의 정육점 거리의 보루, 발트지베르스도르프Waldsieversdorf와 그라이처Greizer 공원, 델리치Delitzsch 시장과 에를랑겐Erlangen, 그리고 마이나우 Mainau 꽃 섬과 같은 장소에서도 꽃시계를 볼 수 있다. 자신만의 리듬을 가진 정원에 관심이 많다면 스스로 꽃시계를 창조해 보는 것도 좋을 것이다.

꽃시계에서 볼 수 있는 식물들의 개화기는 다음과 같다.
- 눈개승마 오전 3시~정오
- 호박꽃 오전 5시~오후 3시
- 양귀비 오전 5시~오후 6시
- 치커리 오전 5시~오후 정오(기온이 내려가면 더 오래 피어 있음)
- 엉겅퀴 오전 6시~정오(종류마다 다른데 그중 어떤 엉겅퀴는 오전
  11시에서 오후 2시까지 핌)
- 잔디 백합 오전 6시
- 넝쿨 식물 오전 6시~오후 4시
- 머위 오전 7시~오후 4시
- 수련 오전 7시~오후 5시
- 금잔화 오전 7시~오후 2시(비가 내리면 일찍 꽃잎을 오므림)
- 뽀리뱅이 오전 7시

- 레이디스맨틀 오전 7시
- 뚜껑별꽃 오전 8시~오후 4시
- 매리골드 오전 8시~오후 9시
- 가을 민들레 오전 8시
- 마거리트 오전 9시
- 용담 오전 9시
- 해란초 오전 9시
- 괭이밥 오전 10시~오후 4시
- 접시꽃 오전 10시
- 엉겅퀴 오전 11시~오후 2시
- 데이지 오전 11시~오후 5시
- 분꽃 오후 4시
- 정향 오후 7시~오후 10시
- 인동덩굴 오후 7시~오후 11시
- 밤의 여왕 오후 7시~자정
- 달맞이꽃 오후 8시~오전 6시*

당신의 리듬 정원에는 시간의 모든 면을 보여 주는 식물들이
포함되어야 한다. 돌처럼 거의 변함없는 성질을 가진 물체와 나무
나 덤불처럼 오래가고 탄성이 있는 식물, 일년생식물이나 봄꽃과

* 출처: www.garten-literatur.de/Pflanzen/blumenuhr.html

같이 빠르게 변화하는 생명들과 꽃시계 등과 같이 식물의 피고 지는 리듬을 보여 주는 식물들이 모두 필요하다. 한 해의 흐름을 관조하는 동안 우리 몸의 모든 감각이 일깨워질 것이다.

식물을 통해 이 세상의 아름다움과 색채에 대한 감각이 깨어나고 바람이 불어 식물들이 서로 스치거나 흔들릴 때, 나뭇잎이 부딪히는 소리를 들을 때 청각이 일깨워진다. 또한 여러 식물을 가지고 원시적인 악기를 만들 수 있다.

개암나무의 얇은 가지를 꺾어서 만들거나 안젤리카의 속이 빈 줄기를 이용해 만든 피리, 말린 완두콩을 표주박에 넣어서 만든 타악기. 또는 정원에 잠시 다녀간 여러 동물의 소리도 당신의 청각을 자극한다. 벌들이 윙윙거리는 소리나 나비가 부드럽게 팔랑거리는 소리, 호박벌의 소리와 새들이 지저귀는 소리 등등……

정원의 특별한 장소에 향기가 뛰어난 허브 식물을 심는 것으로 당신의 후각을 만족시켜 보라. 라벤더와 레몬밤, 페퍼민트와 마저럼, 타임과 약쑥, 그리고 향기로운 장미들. 이들 허브를 이용해서 아로마 테라피에 쓰이는 차를 만들어도 좋다.

봄에 보리수나무의 연한 새싹을 맛보거나 허브를 사용한 요리로 당신의 미각이 깨어난다. 민들레, 산미나리, 쐐기풀과 같이 정원에서 자라나는 야생 허브들은 당신을 건강하게 만들어 주는 전령이자 봄나물로 식탁을 근사하게 꾸며 줄 것이다. 이들 녹색 채소와 야생 허브는 매일 날것으로 식탁에 오를 때 더욱 건강에 좋은 효과를 준다.

마지막으로 부드럽거나 털이 났거나 장미처럼 가시가 박힌 식물을 만져 보고 그 차이를 느껴 보라. 당신의 촉각이 깨어나는 것을 느낄 것이다.

리듬으로 가득 찬 정원에서 당신이 경험할 수 있는 것은 자연과의 깊은 교감이다. 바로 그런 의미에서 존 영은 과거에는 모든 어린아이가 훈련을 통해 습득했으나 현재에는 우리 모두 스스로 길러서 유지해야만 하는 '연결의 감각'을 얘기한다. 자신과 타인에 대한 연결 고리, 식물과 동물 그리고 주위 환경과 자연의 연결 고리 말이다. 오감을 넘어서는 감각이 발달할수록 우리는 자기 주위와 환경에 상처를 훨씬 덜 주고 타인에 대한 자비로움을 더 키울 수 있다.

» 최고의 수면을 취하는 방법

살아가는 동안 우리는 3분의 1에 가까운 시간을 잠으로 소비하는데 잠은 새로운 활력을 위한 것일 뿐 아니라 우리의 건강과 웰빙을 위해서도 필수 요소다. 그러므로 우리는 밤에 푹 잘 수 있어야 하며 잠을 통해 충분한 휴식을 취할 수 있어야 한다.

• 침실에 잣나무만 한 재료는 없다

잠자리를 준비하는 데 돈을 아끼지 말고 고품질의 침대와 침구를 사용하기 바란다. 일단 침대부터 시작해 보자. 건강한 실험 대상자들이 각기 다른 재료로 만들어진 침대에서 72시간을 자는 연구를 했는데, 그 결과 견고한 알프스 잣나무 목재로 만든 침대에서 가장 잠을 잘 자는 것으로 밝혀졌다. 매트리스와 침대의 프레임, 베개와 침대보도 거기에 맞추어 배치했다. 합판으로 짜 맞춘, 요즘 대부분의 침대에서 자는 것과 비교하면 알프스 잣나무로 만든 침대에서는 리드미컬하고 규칙적인 숙면과 꿈의 주기가 형성되고 하룻밤의 심박수가 약 3,500회 감소하며 미주신경의 긴장도가 높아지는 등 전체적인 수면의 질이 훨씬 나아졌다. 미주신경의 긴장도는 우리 몸을 감염 위험에서 보호함으로써 건강을 보존해 준다. 또한 심박수가 낮아지면 수면 상태에서 생체조직이 더 빨리 회복된다. 대규모의 연구를 통해 낮은 심박수는 장수와 연관성이 있는 것으로 밝혀졌다. 또한 다른 침대에 비해 알프스 잣나무 목재로 된 침대에서 자는 것이 생체리듬의 질서를 회복하는 데 더 나은 수면 방식이라는 결론을 내렸다.

알프스 잣나무 목재 침대는 객관적인 수면의 질뿐 아니라 주관적으로 느끼는 만족도도 최고였다. 연구 전 실험 대상자들이 자신의 침대에서 수면을 취할 때와 실험 동안 알프스 잣나무 침대에서 수면을 취할 때의 수면의 질을 비교하니 자신의 침대에서 잘 때보다 훨씬 나은 수면의 질을 보였다.

　그렇다면 잣나무의 어떤 점이 그토록 놀라운 효과를 가져올까? 캠브라 잣나무라고도 불리는 알프스 잣나무는 오스트리아와 스위스, 독일의 알프스 지역에 자생하는, 저항력이 매우 강한 품종이다. 목재는 광택을 내면 부드럽고 매끈해진다. 이 나무에는 특유의 향을 내는 에테르 오일이 함유되어 있다. 이 오일에 들어 있는 800가지 성분 중 일부는 진정 효과가 있는 것으로 알려져 있다. 고지대 산지에서 주로 서식하는 식물들은 대체로 적응성이 뛰어난데 여기에 함유된 적응 촉진 성분이 스트레스를 받는 사람들에게 도움이 된다고 한다. 이는 전나무나 다른 소나무 종보다 더 높은 산지에서 자라는 알프스 잣나무도 마찬가지다. 이미 오래전부터 사람들은 알프스 잣나무로 만든 침대에서 잠을 더 잘 이룰 수 있다고 믿었으며 같은 목재로 요람을 만들어 아기를 재우곤 했다.

　또한 수 세기 동안 티롤 지역에서 대부분의 침대는 알프스 잣나무로 만들어졌다. 연구를 통해 옛사람들의 말이 옳다는 것이 밝혀지자 알프스 잣나무를 이용해 만든 목공예품의 인기가 치솟았다. 산림 전문가들은 알프스 잣나무의 높은 인기에도 멸종위기는 없을 것이라고 나를 안심시켰는데 이는 목재의 가격이 매우 높은 것도 한몫할 것이다. 또한 연구 이전에는 가격이 너무 낮아서 일부러 알프스 잣나무를 베어 내곤 했지만 현재는 수요가 많아져 산림업자들이 나무를 더 많이 심고 있다. 게다가 많은 알프스 잣나무들은 산사태를 방지하기 위해 가파른 경사면이 있는 보존 구역에서 자라기 때문에 벌목이 허용되지 않는다.

알프스 잣나무 침대를 살 수 있는 여력이 없거나 사고 싶지 않다면 나무판자만 사서 침실에 걸거나 침대 근처에 두어도 된다. 아직 그 효과를 과학적으로 입증하지는 못했지만 알프스 잣나무로 된 나무판자도 침대만큼이나 효과가 좋을 것이라고 생각한다.

일반적으로 원목 가구의 진정 효과에 대해서는 원목으로 내부를 꾸미거나 지은 교실, 집 안을 통해서도 잘 확인할 수 있다. 이는 원목으로 꾸민 사무실에서도 마찬가지로 확인할 수 있다. 나무로 된 환경은 판자나 플라스틱 판자로 지은 공간보다 휴식성이 뛰어나며 심장의 부담도 훨씬 덜어 준다. 그러므로 침실을 원목 가구로 꾸미거나—알프스 잣나무가 아니더라도—침대의 원료로 쓸 것을 권한다. 침대의 겉면을 나무판자로 꾸며 놓고 원목이라고 파는 상술에 넘어가지 않도록 조심하길 바란다. 정말로 원목으로 만든 가구인지 확실히 확인해야 한다.

• 공기, 빛 그리고 휴식

침실은 조용하고 전반적으로 쾌적해야 한다. 또한 잠자기 전에 최소 몇 분 동안 환기를 하는 것이 좋다. 온도 조절에 문제가 없고 너무 시끄럽지만 않다면 잠자는 동안 창문을 조금 열어 두는 것도 좋다.

당신이 가지고 있는 가장 아름다운 물건 몇 개를 침실에 넣어 두는 것이 좋다. 예술적 재능이 있다면 마음을 편안하게 하는 두세 가지의 멋진 예술 작품을 직접 만드는 것도 좋다. 또한 사랑하는 사람들이나 행복했던 지난날을 떠올리게 하는 사진이나 물건을 놓아 두는 것도 좋다. 침실에서는 또한 가장 중요한 활동, 즉 휴식과 회복을 방해하는 모든 것을 피하도록 하라.

침실과 화장실의 조명은 생체리듬을 고려하여 켜도록 한다. 이 구역에서는 에너지절감 램프나 형광등, LED등보다는 푸른빛이 적고 붉은빛을 더 많이 함유한 전구나 할로겐 램프가 훨씬 낫다. 또한 침실은 야간에는 되도록 어두운 것이 좋지만 아침에는 여명과 햇빛이 들어오는 것이 좋다. 운이 좋아서 가로등, 광고 및 슈퍼마켓 조명이 방해하지 않는 시골에서 살고 있다면 창에 커튼을 달지 않고 그냥 두는 것만으로 충분하다. 하지만 도시에서는 밤에 외부에서 오는 빛을 차단하고 아침에는 햇빛이 몸에 닿도록 하는 것이 매우 중요하다. 이른 아침에 커튼을 열거나 일출 시간에 저절로 올라가는 롤러 블라인드를 설치하는 것도 좋다.

오늘날에는 특히 이 부분이 중요하다. 푸른빛 조명은 멜라토닌의 생성을 방해한다. 그러므로 에너지절감 조명이나 형광등과 같이 푸른빛을 함유한 조명을 피하는 것이 좋다. 또한 푸른 LED 빛이 나오는 전자 기기는 밤에 끄는 것이 좋다. 이 역시 멜라토닌 생성에 특히 해롭기 때문이다.

• 밤의 수면은 낮에 결정된다

앞에서도 말했듯이 밤에 푹 자려면 그에 상응하는 준비를 해야 한다. 수면 준비는 낮 동안 해야 한다. 하루 중 가장 피곤한 일을 늦은 오전이나 이른 오후에 하도록 시간을 배치하면 저녁에 스트레스가 적고 잠도 더 잘 이룰 수 있다. 아침부터 천천히 일상 활동이 증가하다가 저녁 시간에는 활동을 늦추는 것으로 일과를 계획하는 것이 좋다. 또한 저녁 시간에 중요한 활동을 하지 않는 것이 좋으며 헬스클럽에 가는 것도 피하는 것이 좋다.

휴식 시간을 기초 휴식과 활동 주기(1시간 30분에서 2시간)의 리듬에 맞춤으로써 하루 동안 좋은 수면을 취할 수 있도록 준비한다. 이런 방식으로 당신의 리듬을 훈련시키는 것이다.

저녁을 너무 늦게, 많이 먹거나 자극적인 음료를 마시는 일, 컴퓨터 화면과 핸드폰의 푸른빛 또는 침실의 소음과 같은 수면을 방해하는 요인도 해결해야 한다. 특히 잠을 이루지 못하는 사람이 커피나 홍차, 녹차 또는 에너지 음료와 같은 자극적인 음료를 오후 3시 이후에 마시는 것은 좋지 않다. 알코올은 잠에 빠지는 데는 도움을 줄 수 있다. 하지만 단 몇 시간만 지나면 알코올이 붕괴되고 유독 물질로 간에 축적되어 당신의 잠을 깨울 것이다.

잠자기 전 자극적인 TV나 영화를 피하고 야외에서 몇 분이라도 가벼운 산책을 하길 바란다. 이는 하루의 일과나 TV 등에서 본 사건들로부터 마음을 비우는 데 도움이 된다. 또한 컴퓨터 작업을 자기 전에 하는 것—컴퓨터의 푸른 화면과는 상관없이—도 권하지 않는다. 좋은 책, 특히 즐겁고 유머러스한 내용의 책을 자기 전에 읽으라.

런던에서 배우로 활동하는 친구인 페터 그뤼네발트Peter Grünewald는 자기 전에 10분 정도의 회고 시간을 가질 것을 권했는데 특히 하루 중 어떤 문제가 있었을 경우 이 방법이 좋다고 했다. 마음의 눈으로 하루의 일을 거꾸로 돌려보고 방관자처럼 그 일이 지나가도록 그저 지켜보라. 그렇게 저녁부터 시작하여 아침까지 하나의 사건에 너무 시간을 들이지 말고 하루의 일을 쭉 훑고 지나가 보라. 회고하는 동안 고요하고 깊은 호흡을 유지하는 것이 불쾌한 감정으로부터 거리를 유지하는 데 도움을 준다. 만약 흐름을 방해하는 감정이 올라오면 멈추라고 이야기한다. 잠에 빠지기 전에 고민을 많이 하는 타입이라면 감사 일기를 쓰는 것도 많은 도움이 된다.

이 모든 규칙은 당신을 괴롭히는 수면장애를 없애고 더 나은 수면으로 삶의 질을 높일 때 매우 필요한 것들이다.

• 호흡에 집중하며 잠들기

다른 방법으로 짜증 내지 않고 편안하게 잠들고 싶다면 호흡에 집중하여 깊고 고르게 숨을 쉬어 보라. 콧구멍을 통해 숨이 들고 나는 것을 느껴 보자. 소리나 느낌을 평가하려 하지 말고 호흡의 한 부분이 되어 그 리듬에 자신을 맡겨 보라. 집중을 위해서 숨을 내쉴 때 '옴'이나 '암'과 같은 소리를 내 보아도 좋다.

시간이 지나면서 더 이상 소리를 내고 싶지 않다고 느낄 것이다. 걱정할 필요가 없다. 이야말로 당신이 잠들기에 가장 좋은 때가 되었다는 신호이기 때문이다. 또한 꿈의 전조로서 잡념들이 일어나는데 그대로 지켜보거나 관심을 가지고 따라가 봐도 좋다. 모두 수면에 도움이 될 것이다.

흥미롭게도 양쪽 콧구멍에서 나오거나 들어가는 숨이 대칭이 아니라는 사실이 밝혀졌다. 어떤 경우에는 오른쪽 콧구멍으로 호흡이 더 잘되고 몇 분 또는 몇 시간 후에는 왼쪽 콧구멍으로 더 많이 숨이 들고 나는 것을 볼 수 있다. 숨을 내쉴 때 코 아래에 손등을 대거나 거울을 보면 이를 쉽게 확인할 수 있다. 오른쪽과 왼쪽 콧구멍에서 서로 다른 숨결이 느껴지는 것을 알 수 있을 것이다. 현대 의학을 통해 우리는 숨이 들고 나는 비공면과 대뇌 혈액순환 사이에 연관성이 있다는 것을 안다. 호흡의 흐름이 없는 뇌 부분에서 혈액순환이 더 활발하게 집중적으로 일어난다. 오른쪽으로 누우면 잠시 후 왼쪽 콧구멍이 자유로워져서 호흡 활동이 주로 그쪽으로 이루어진다. 그 말은 역으로 오른쪽 두뇌가 더 활성화되어서 혈액순환이 활발해지고 깊은 수면에 들 수 있다는 의미이다. 즉 오른쪽으로 누워서 잠들면 깊은 수면으로 빠지는 속도가 더 빨라질 수 있다. 또한 오른쪽으로 누울 때 미주신경이 더 활성화되어 수면을 돕고 감염 활동을 억제하는 데도 도움을 준다. 물론 특정한 자세로만 잠을 잘 수 있는 사람도 있어서 이 지식이 모든 사람에게 도움이 되는 것은 아니다. 하지만 당신에게 맞는 방법일 수도 있으니 멋진 수면을 위해 한번 시도해 보라.

- **수면장애 극복하기**

  이미 수면장애가 있는 경우, 곧바로 약물을 처방받기보다는 당신의 말에 귀 기울이고 조언해 주며 문제 해결 방법을 찾으려 하는, 신뢰할 만한 의사에게 상담하는 것이 좋다. 수면장애는 생체 기능의 혼란이 원인일 수 있으므로 먼저 생체 기능을 확인하는 것이 필요하다. 대부분의 수면장애는 스트레스로 인한 정신적 부담과 감당하기 어려운 경험, 지나친 책임감을 떠맡으면서 오는 과부하에서 비롯된 결과다. 생체 기능에 별다른 장애가 없다면 내가 제안하는 조언으로 수면장애를 해결해 보는 것도 좋을 것이다. 자신의 일상의 흐름을 되돌아보고 생체리듬을 향상해 보라.

  잠을 제대로 이룰 수 없는 수면장애는 자연의 도움을 받아 완화할 수 있다. 따뜻한 욕조에 몇 방울의 라벤더 오일을 떨어뜨리고 목욕을 하면 수면의 질이 좋아진다는 연구 결과도 있다. 또한 발레리안 뿌리, 레몬밤, 패션프루트의 잎으로 만든 차 등은 수면에 도움을 주는 효과가 있다. 또한 이 성분들이 함유된 동시에 부작용 없이 사용할 수 있도록 실험을 통과한 제품들도 출시되어 있다.

잠에 빠지지만 몇 시간 뒤에 일어나는 수면장애는 밤에 활성화되는 특정 기관과 관련이 있을 수 있다. 우리는 간에 대해 이야기한 적이 있다. 간은 해독 기능이 뛰어나서 몸에 해로운 물질을 분해한다. 하지만 이 분해 활동으로 인해 불쾌한 부작용이 일어나고 우리를 잠에서 깨우는 대사성 물질 또한 생성된다. 이 중간체는 얼마 지나지 않아 분해되지만, 일시적으로 우리를 잠에서 깨울 수 있는데 일반적인 건강한 생활 방식만으로 이러한 문제를 줄일 수 있다.

이미 살펴본 바와 같이 기초 휴식과 활동 주기의 통제는 우리의 수면을 좌우한다. 잠이 들면 우리는 40~60분 동안 깊은 수면 상태에 돌입하는데 뇌 대사물질을 제거하는 소위 글림프계 glymphatische System라고 하는 대뇌피질의 채널이 열리고, 그다음에는 첫 번째 꿈의 단계가 따라온다. 그다음에는 다시 두뇌가 청소되는 두 번째 깊은 수면 단계가 따른다. 그 후 다시 꿈의 단계가 찾아오고 그런 식으로 수면은 지속된다. 렘 수면 단계에서는 깨기 쉽기 때문에 통잠을 못 이루는 경우가 생기기도 한다. 우리가 밤에 화장실에 가야 할 때 보통 이 단계에서 깨게 되는데 대부분의 사람들은 그 전의 꿈을 기억할 수 있다. 또한 간이 활성화될 때 잠에서 깨기도 한다. 하지만 다시 잠에 빠지려고 할 때 두뇌가 여전히 렘 단계에 있다면 다시 잠들기가 쉽지 않을 수 있다. 다시 잠들 만큼 피곤하지 않다고 여겨지면 호흡 명상을 통해 다시 잠을 청하거나 조용하게 책을 읽으며 다시 피곤해지기를 기다리면 된다. 이때 위안이 되는 사실은 피로감이 다시 찾아온다는 것이다. 보통은 몇 분에서 최대 45분 정도가 소요된다. 피로감이 다시 엄습해 오면 책을 옆으로 치우고 조명을 끈 다음 잠들면 된다. 생체학에 대한 지식이 있다면 밤에 깨어나는 것을 두려워할 필요가 없다. 반드시 피곤함의 단계가 다시 찾아오기 때문이다.

3장

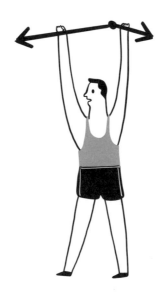

리듬 있는
생활을 위한
도구와 자원

속도를 높이거나 늦출 필요 없이 알맞은 리듬을 찾아야 한다.

에른스트 라인하르트Ernst Reinhardt《마음의 높이뛰기Gedankensprünge》

이 책의 마지막 부분이기도 한 이 장에서 나는 연구자로서 시간의 흐름을 통해 배운 생물학적 리듬과 자연의 아름다움을 여러분과 나누고자 한다. 여러분은 이 도구를 활용하여 스스로의 삶을 좀 더 리드미컬하고 아름답게 꾸밀 수 있다. 또한 느낌과 맛, 냄새와 향, 수천 개의 별이 빛나는 밤과 같은 도구들을 활용하여 지금까지 알지 못했던 것들을 경험하고 자신만의 시간대를 만들어 갈 수 있다.

이것들은 우리에게 상쾌함뿐 아니라 삶에 더 큰 즐거움과 에너지를 가져다주고 더 나은 건강을 얻도록 해 준다. 그것이야말로 가장 커다란 선물이며 나 또한 대부분 경험을 통해 이를 느꼈다.

바이츠Weiz의 인간연구소에서 개발한 크로노심전도를 제외하고는 이 책에서 추천한 회사와 개인적으로 아무런 관련이 없다. 단지 그것들이 훌륭하고 유용하다고 느꼈기 때문에 언급했을 뿐이다.

» 리듬에 친숙한 조명은 따로 있다

빛은 시간생물학적 요건을 고려해서 쬐는 것이 좋은데 낮 동안의 햇빛이나 볕은 세로토닌과 비타민 D의 형성을 촉진하므로 최고로 좋은 역할을 한다. 하지만 저녁과 밤에는 호르몬 멜라토닌의 생성을 방해하지 않도록 푸른색이 적은 빛을 사용해야 한다. LED 전구와 에너지절감 램프는 침실과 욕실에 별로 적합하지 않다. 또한 전구는 EU 규정에 의해 금지되어 있다. 하지만 아마존과 같은 쇼핑몰에서 '전구'라는 키워드를 입력해 구매하는 것은 가능하다. 그런데 LED 전구를 사지 않도록 각별히 신경 쓰기 바란다. LED 전구는 일반 전구처럼 보이지만 흰색과 황백색의 LED 전구라도 밝은 푸른색의 광선을 지닌다. 독일, 스위스 및 오스트리아의 전력망은 현재 230볼트 이상으로 설정되어 있다. 그러므로 최소한 230볼트용의 전구를 선택하거나 그보다 나은 240볼트의 전구를 사용하라. 그렇지 않으면 전구가 상대적으로 빨리 고장 날 수 있다.

선박이나 광산에서 사용하는 충격 흡수용 전구는 EU 규정에도 불구하고 허용되고 있다. 온라인 상점에서 '충격 흡수용 전구'라는 검색어로 찾아보라. 어쩌면 전기 도매업체에서도 충격 흡수용 전구를 구할 수 있을 것이다.

저녁에 상대적으로 에너지 효율이 좋은 조명이 필요한다면 부분적으로 허용되는 할로겐램프를 사용할 수 있다. 할로겐램프는 연속적인 광스펙트럼을 가지고 있어서 매우 사실적이고 아름다운 색상의 빛을 전달하며 LED 전구 및 에너지절감 램프의 수명이 짧다는 단점을 가지고 있지 않다. 또한 할로겐램프는 전구 소켓에 끼울 수 있어서 괜찮은 절충안이라 볼 수 있다. 할로겐램프는 겉보기에 전구처럼 생겼으며 작은 할로겐 피스톤을 가지고 있다.

» 건강한 리듬 식단

조명과 빛 외에도 식사는 우리 생체의 가장 중요한 시계다. 어떤 음식은 식사 시간에 따라서 득이 되기도 하고 해가 되기도 한다. 우리 장내 박테리아의 총계인 미생물은 자율신경계와 끊임없이 접촉하고 있으며 배고픔과 포만감에 대한 우리의 느낌에 영향을 미친다. 우리를 건강하게 만들거나 건강을 유지하는 데 도움이 되는 다양하고 유용한 미생물을 함유한 식품에 대해 이야기하려 한다.

- **음식과 요리법**

특히 소금에 절인 양배추인 사우어크라우트나 매운 한국 김
치와 같은 발효식품, 채소(예: 오이, 붉은 비트, 당근)를 절인 김치와
베이커리 효모가 아닌 사워도sourdough(시큼한 맛이 나는 반죽—옮긴
이)로 만든 빵은 유용한 장내 미생물을 활성화하고 유지하는 데
도움을 준다. 옛날에는 냉장고가 없었으므로 시원한 방에 음식을
보관하는 방식이 일반적이었고 이와 같은 장기간 보관 가능한 음
식이 흔했다.

식초로 절인 채소와 앞에 언급한 발효 채소를 혼동하지 말길
바란다. 식초로 절인 채소에는 엄청난 양의 설탕과 가공 식초가
들어 있으며 살아 있는 신맛의 발효 채소가 가진 긍정적인 효과가
없다. 하지만 오늘날 우리가 발효 채소 식품을 구할 수 있는 곳은
직영 농장이나 유기농 식품 가게 뿐이고 그런 곳이 없다면 스스로
집에서 만들어야 한다. 식품을 고를 때 우선 재료를 잘 살펴야 한
다. 설탕과 식초가 함유되어 있으면 신 발효식품이 아니다.

김치 등 발효식품을 파는 온라인숍

로리빙Raw Living(*www.rawliving.eu*)

러빙 푸드Loving Foods(*www.lovingfoods.co.uk*)

발효식품 요리법

발효식품의 이점을 묘사하면서 독창적인 레시피를 담은 훌륭한 요리책을 소개한다.

산도르 엘릭스 카츠Sandor Ellix Katz, 《발효는 아주 쉬워요So einfach ist Fermentieren》, Kopp Verlag, 2014

산도르 엘릭스 카츠, 《발효의 기술Die Kunst des Fermentierens》, Kopp Verlag, 2014

클라우디아 로렌츠-라데더Claudia Lorenz-Ladener, 《신 발효 절임, 건강한 방식으로 빠르게 채소 저장하기Milchsauer eingelegt. Gemüse gesund und schnell haltbar machen》, Ökobuck, 2014

메리 칼린Mary Karlin, 에드 앤더슨Ed Anderson, 클라우디아 타이스 파사로Claudia Theis-Passaro, 《발효에 관한 집대성, 기본, 설명과 100개의 레시피Das große Buch vom Fermentieren, Grundlagen, Anleitungen und 100 Rezepte》, AT Verlag, 2015

미생물을 강화하는 발효 음료

러시아의 크바스Kvass나 발효빵, 요구르트나 케피어kefir, 콤부차Kombucha 등이 미생물을 활성화하는 발효식품이다. 이 음료들은 건강식품 가게에서 구할 수 있다.

다음 페이지부터는 내가 쓰는 레시피 몇 가지를 소개해두었으니 참고가 되길 바란다.

내가 사랑하는 몇 가지 레시피

다음 레시피는 건강하고 리듬에 맞는 라이프스타일이 어떤 모습이며 어떤 맛을 담고 있는지를 보여 준다. 내 레시피를 실험해 보고 저마다 독창성을 발휘해 보길 바란다. 단, 인증받은 유기농 식재료를 사용하기 바란다.

케이퍼caper와 마늘 그리고 레몬을 넣은 토마토소스

약 4인분

- 엑스트라 버진 올리브오일 4티스푼
- 슬라이스한 토마토 500그램
- 1티스푼 소금을 넣은 케이퍼
- 레드와인 1잔 넉넉히
- 잘게 다진 마늘 1쪽
- 레몬 ¼쪽, 껍질과 함께 사용

팬에 올리브오일을 두르고 데운 후 토마토 슬라이스를 넣고 소금을 넣은 케이퍼를 뿌린 다음 레드와인을 한 잔 넣는다. 다 같이 저은 다음 10분 정도 끓이다가 마지막에 다진 마늘과 레몬을 넣고 간이 배도록 한다.

강황과 카더멈cardamom 그리고 고수를 넣은 향신료 밥

약 4인분

- 최고급 올리브오일 1.5티스푼
- 유기농 흑미 3티스푼
- 적미 3티스푼
- 배스매티 통곡물 쌀 250그램
- 카더멈과 고수를 살짝 집어 넣는다.
- 물 650밀리미터
- 터마리 3티스푼(전통적으로 발효시킨 간장으로 소금을 넣지 않아도 된다)
- 톳 1티스푼(요오드)
- 레몬주스 ½티스푼
- 강황 1티스푼

소스 팬에 올리브오일을 넣고 달군 뒤 쌀과 카더멈, 고수가루를 넣고 물과 터마리, 톳과 레몬주스를 넣고 마지막으로 강황을 넣는다. 끓인 다음 불을 줄이고 물이 졸아들 때까지 뜸을 들인다. 이는 35분 정도 걸린다. 그런 다음 불을 끄고 10분에서 15분 정도 밥이 부풀어 오를 때까지 기다린다. 이렇게 요리한 밥을 아침으로 먹어도 되고 신선한 새싹샐러드와 토마토소스 그리고 크림치즈를 곁들여 먹으면 아주 잘 어울린다.

사과식초와 아마씨유를 넣은 다채로운 샐러드

약 4인분

- 신선한 여러 가지 채소샐러드 400그램, 토마토와 무, 치커리와 아스파라거스, 콘 샐러드, 셀러리 등을 얇게 썰거나 잘게 자른다(비타민과 항산화).
- 야생 허브 100그램, 민들레나 야생 시금치 등을 잘게 썰어 넣는다(다른 재배 채소에 비해 20배 많은 미네랄 함유).
- 신 사과 1개, 씨를 발라내고 껍질을 그대로 둔 채(비타민!) 잘게 썬다.
- 익히지 않은 버섯 5개를 얇게 썬다(비타민 B).
- 아보카도 1개(고품질의 지방 제공 식품)
- 아마씨유 3티스푼(오메가-3 지방산)
- 사과식초 2~3티스푼(미생물)
- 붉은 포도주스 1잔(레스베라트롤Resveratrol, 혈관계를 보호함)
- 레몬 1조각, 껍질과 함께 자른다(비타민 C와 테르펜terpene).
- 허브 소금
- 잘게 자른 아몬드나 호두 2티스푼(몸에 좋은 지방과 비타민 E)
- 잣 1티스푼
- 대마씨 2티스푼(식용 대마는 오메가-3 지방산을 함유)
- 마늘 2쪽(셀레늄selenium, 항균, 혈중 콜레스테롤 저하)

모든 준비된 샐러드와 채소를 다 같이 큰 유리그릇에 담는다. 아보카도는 가로 방향으로 반을 잘라 씨를 제거하고 티스푼으로 섬유 부분을 골라낸 다음 샐러드 그릇에 넣는다. 아마씨유, 사과식초, 포도주스와 레몬을 넣고 같이 섞는다. 허브 소금으로 맛을 내고 끝에 아몬드나 호두, 대마씨와 잣 등을 잘게 썰어 넣는다.

아마씨 기름은 우리 몸의 리듬을 점진적으로 강화하는 데 더 없이 좋은 훌륭한 재료다. 미주신경의 활동과 심장 리듬의 유연성을 강화해 준다. 또한 연구 결과에 따르면, 항염증 물질을 가지고 있어서 질병이나 조기 노화를 야기하는 위험한 '침묵의 감염' 요인에 저항한다. 50퍼센트 이상의 높은 오메가-3 지방산을 함유하고 있으며 가장 훌륭한 식물성기름에 속하는데 차가운 상태에서 사용해야 하므로 가열하지 말고 항상 냉장고에 보관해야 한다. 유통기한은 압착 후 약 3개월로 제한되며 신선할 때 최고로 맛이 고소하고 좋다.

내가 추천하는 곳 중 하나는 최고의 레드와인(0.75리터당 4.30유로에서 시작)과 훌륭한 엑스트라 버진 올리브오일(0.75리터당 11유로에서 시작)을 판매하는 이탈리아 토스카나의 파토리아 라 비알라Fattoria La Vialla라는 유기농 농장(*www.lavialla.it/en/*)이다. 스웨덴과 모나코 왕가에서도 이곳을 이용한다고 한다. 독일과 오스트리아, 스위스의 경우 배송하는 데 3일 정도 걸린다.

» **자연을 경험하기**

· **황금시간대를 위한 앱**

다음 스마트폰 앱은 실제로 사진가가 관광지에서 예측 가능한 황금시간대의 가장 아름다운 빛을 담을 수 있도록 만든 최적의 사진 촬영 앱이다. 이 앱을 사용하면 지구상 모든 지점의 일출과 일몰 시간을 계산할 수 있고 유적이나 풍경이 가장 아름답게 빛을 받는 시간대를 알 수 있어서 휴가 기간에 하루의 일정을 잡는 데 아주 유용하다.

  - 안드로이드 앱 Exsate Golden Hour

  https://play.google.com/store/apps/details?id=exsate.goldhour&hl=en

  - IOS 앱 The Sun : Rise and Fall

  https://itunes.apple.com/at/app/the-sun-rise-and-fall/id463577395?mt=8

- **식물과 허브 아카데미**

  의학적 효능을 가진 식물이나 허브에 대해 공부하고 이 분야에서 전문적으로 일하고 싶다면 '자연주의 라이프스타일의 친구 Freunde Natürlicher Lebensweise(FNL)'는 이상적인 곳이다. 원래 오스트리아의 작은 클럽이었던 FNL은 흥미로울 뿐 아니라 무척 재미있는 곳으로 현재 오스트리아, 이탈리아, 독일에서 자연 약재를 사람들에게 전파하고 있으며 회원 수가 약 6,000명 이상으로 성장했다(*www.fnl.at/kraeuterakademie/fnl-kraeuterakademie*).

- **계절 달력**

계절 달력은 발아와 개화, 번식과 같은 자연적 사건뿐 아니라 철새가 떠나고 돌아오는 시기, 새소리가 나는 시기와 호수의 동결 또는 해빙과 같은 자연현상을 기록하는 달력이다. 계절 달력이 있으면 우리는 일상에서 잃어버린 자연리듬에 귀를 기울이게 된다. 자연현상이나 사건을 관찰하고 기록하는 데 일기장이나 좀 더 큰 달력을 사용할 수도 있다. 각 계절의 특징을 알아차리는 데 도움을 주는 웹사이트는 다음과 같다.

– 나부 Nabu

www.nabu.de/tiere-und-pflanzen/pflanzen/pflanzenwissen/jahreszeiten.html

– 독일 기상 서비스

www.dwd.de/DE/klimaumwelt/klimaueberwachung/phaeno logy/phaenologie_node.html

- **자연 관찰과 모니터링**

자연에서 대부분의 삶을 보내는 사람들에 대해 더 깊게 알고 싶거나 초기 인류의 문화에 대해 알고 싶거나 자연 상태에서 사는 사람들과 접촉하고 싶다면 다음 사이트에 언급된 자연 학교에 연락해 보라(*www.wildnisschulenportal-europa.de*).

다음은 내 경험에 비추어 권하고 싶은 자연 학교다.

- 위르겐 게르차베크Jürgen Gerzabek(*www.naturmentoring.at*)
- 한스 뮐레거Hans Mühlegger(*http://naturlernzentrum.com*)

다음은 자연 모니터링의 대부와도 같은 곳인데 애석하게도 미국에 있다.
- 존 영Jon Young(*http://8shields.com*)

자연 관찰에 대한 훌륭한 웹사이트들을 다음에서 찾을 수 있다(*www.nabu-naturgucker.de/natur.dll/$/*).

• **정원 식물**

특히 생체리듬에 맞는 정원 가꾸기를 하려면 튼튼하고 가꾸기 편하며 비타민과 향, 항산화 요소와 풍미가 충분한 식물을 심으라고 권하고 싶다. 교배종이 아닌 토종 식물종이 잘 어울린다. 오스트리아에 있는 '노아의 방주Arche Noah'라는 협회는 토종 식물을 전문으로 다루는데 개인 회원들이 자신의 정원에서 가꾸고 증식한 6,000여 종의 전통 채소와 곡물, 과수 등을 제공하고 있다(*www.arche-noah.at*). 노아의 방주는 생물 다양성 보전에 소중한 기여를 했으며 이미 사라진 것으로 여겼던 많은 품종을 일반인들에게 새롭게 소개했다. 시간이 된다면 노아의 방주 회원이 되어 식물 장터에서 구한 소중한 토종 품종들로 멋진 정원을 꾸며 보기 바란다.

1987년에 공익근무를 하면서 나는 뜻 맞는 100명의 사람들과 함께 자선단체를 만들었는데 이후 이 단체는 노아의 방주가 되었다. 노아의 방주 역사는 다음 사이트에서 확인할 수 있다(*www.arche-noah.at/ueber-uns/ueber-den-verein*).

또한 카펜슈타인Kapfenstein에 있는 바그너Wagners의 허브 농장은 유기농으로 기른 다양한 허브 식물을 제공한다(*www.gartenbauwagner.at*). 바그너의 한 제자가 독일에서 성황리에 각종 향신료와 허브 식물 농장을 개장했는데 이들이 보유한 200페이지 분량의 카탈로그를 인터넷에서 다운로드받을 수 있다. 륄레만 Rühlemann 농원(*www.kraeuter-und-duftpflanzen.de*)도 다채로운 식물과 허브를 갖추고 있으며 주문 배송 서비스도 제공한다.

고산기후에 특히 잘 맞는 과일나무와 관목은 오베로스테라이히Oberosterreich의 아르트너Artner 원예농장에서 구할 수 있다. 이곳의 식물은 대부분 유기농이며, 티롤 산악 지역의 호박이나 아르트너에서 재배한 인도 바나나와 같은 뛰어난 품종을 우편으로 배송받을 수도 있다(*www.artner.biobaumschule.at*).

샤프하우젠Schaffhausen 근교의 비닝겐Binningen에 있는 쥐링가Syringa 원예농장(*www.syringa-pflanzen.de*)은 수많은 희귀 식용 식물과 허브 식물을 갖추고 있는데 45페이지짜리 카탈로그를 웹사이트에서 다운로드할 수 있다.

일반 품종보다 비타민 함량이 높고 당도가 낮은 귀한 토종 과일을 유기농 정원 호프 주얼Hof Jewel(*https://biogartenversand.de*)에서 구할 수 있는데 '나무와 관목Bäume und Gehölze'이라는 메뉴를 클릭하면 된다. 주얼은 멋진 유기농 정원을 위한 다양한 부속품을 갖추고 있다. 농장에는 따로 매장이 없고 주문은 배송을 통해서만 처리된다.

불프하겐-노트펠덴Wolfhagen-Nothfelden의 카셀Kassel 근교에는 과수 묘목을 전문으로 하는 바이오란트Bioland 나무 원예농원(*www.pflanzlust.de*)이 있다. 이곳에는 알레르기에 시달리는 사람들을 위한 사과나무 품종도 있다.

마지막으로 뮌헨과 란츠후트Landshut 사이에 위치한 바이에른 지역의 해발 550미터 고도에 자리 잡은 브레닝거Brenninger 유기농 나무 원예농원(*www.baumschule-brenninger.de*)에는 과일나무와 베리 종류 그리고 야생 과수나무가 많이 구비되어 있다.

- **자연 탐험을 위한 준비물**

1,000성급 호텔(수천 개의 별이 빛나는 하늘이 보이는 야외를 의미-옮긴이)에서 자려면 지나치게 많은 장비는 필요 없지만 장비가 어느 정도는 고급이어야 한다. 정원이나 테라스에서 야외 취침을 할 수도 있지만 안정되고 따뜻한 침구(예를 들어 ISO 매트)를 갖추는 것이 좋다. 집에서 처음으로 야외 취침을 한 뒤 아침에 추위에

시달리거나 완전히 지쳐 버리면 곤란하기 때문이다. 특히 파우데 Vaude의 드림 매트는 100유로 정도면 구매가 가능한데 편의성 테스트에서 매우 좋은 점수를 받았다. 당신이 더 젊고 편리한 생활에 과도하게 집착하지 않는다면 테름-아-레스트Therm-A-Rest 와 같이 더 저렴한 가격에 덜 두꺼운 매트도 있다.

밤의 추위에 대비해서 훌륭한 침낭을 갖추는 것도 좋다. 땀 흘릴 경우를 대비해서 안쪽 소재가 면제품으로 된 침낭을 선택하라. 멋진 모델 중 하나는 면직물과 거위털로 된 노르디스크Nordisk의 젤마Selma다. 여러 단계의 온도에 대비한 제품이 있으니 얼마나 아늑하고 따뜻한 제품을 원하는지 여러분이 선택하라.

자연에서 활동할 일이 있다면 주머니칼이 매우 큰 도움을 줄 것이다. 풀이나 나무를 자르거나 조각할 때 유용하게 사용할 수 있다. 화재 훈련을 하거나 나무껍질을 벗겨 내는 데 사용하기도 한다. 칼을 사용할 때 발생할 수 있는 원치 않는 사고를 방지하기 위해 잠금식 날이 좋다. 가장 단순하고 좋은 품질의 칼로 프랑스 회사 오피넬Opinel의 칼을 들 수 있다. 가볍고 다양한 크기의 제품을 12유로부터 구입할 수 있다. 어린이를 위해 제작한 끝이 둥근 칼도 있다. 빅토리녹스Victorinox사에서 제조한 스위스 나이프는 20~80유로의 가격대이며 핀셋, 병따개, 작은 톱과 같은 유용한 도구가 많지만 일반적으로는 잠금장치가 따로 없다.

특히 손에 쥐기 편하고 오랫동안 칼날이 무뎌지지 않는 좋은 칼을 노르웨이의 헬레Helle사가 생산하고 있다. '스칼라Skala'와 같은 주머니칼은 품질이 뛰어나며 오랫동안 만족스럽게 사용할 수 있다. 칼날에 잠금장치가 있지만 매우 예리해서 특별히 조심해서 다루어야 한다.

» 주소와 링크

• 오이뤼트미

오이뤼트미 코스에 관심이 있다면 다음 웹사이트와 협회에서 정보를 얻을 수 있다. 협회에서는 지역에서 참가할 수 있는 코스 등에 대한 정보를 제공한다. 또한 발도르프 학교에서도 어느 정도 정보를 얻을 수 있으니 참고하기 바란다.
- 오이뤼트미 협회(*www.eurythmie-info.de*)
- 오이뤼트미 테라피스트 전문가 협회(*www.berufsverband-heileurythmie.de*)

• 리듬 테라피 관련 시설

애석하게도 현재 리듬 테라피를 전문으로 제공하는 곳은 없다. 2년 전 우리는 슈타이어마르크Steiermark와 케른텐 지역에 '테세라 에나tessera ena'(그리스어로 4 : 1, 심장박동과 호흡의 비율을 뜻함)

라는 이름의 리듬 테라피 센터를 개원했다. 하지만 경제적으로 운영이 어려워져 몇 달 뒤에 문을 닫아야 했다. 내가 이를 다시 언급하는 이유는 언젠가는 리듬 테라피 센터가 다시 생기길 바라기 때문이다.

- **책과 관련된 웹사이트**

이 책과 관련해 추가로 정보와 재료를 얻을 수 있는 사이트가 있다(*www.rhythmus.at*).

– 6보격 시의 사운드 샘플과 텍스트를 다운로드받을 수 있다.

– 크로노심전도-심장 리듬의 유연성을 보여 주는 그래픽 사진

» **추천 도서**

- **시간생물학과 시간**

제이 그리피스Jay Griffiths, 《금성의 시간. 시계 없는 삶으로의 귀환?Zeit der Venus. Zurück zu einem Leben ohne Uhr?》, Rütten & Loening, 1999

선형적 시간과 순환적 시간 모델을 비교하고 그것이 인간 사회에 미치는 놀라운 영향력을 이야기한다.

군터 힐데브란트Gunther Hildebrandt, 막시밀리안 모저Maximilian Moser, 마하엘 레호퍼Michael Lehofer,《시간생물학과 시간치료학. 생물학적 리듬의학의 결과Chronobiologie und Chronomedizin. Biologische Rhythmen-Medizinische Konsequenzen》Weiz, gesundheitsleitsystem, 2013
인체 리듬의 전반적 범위와 시간 유기체의 포괄적 현상에 대한 개요.

틸 뢰네베르크Till Roenneberg,《우리 몸은 어떻게 째깍이는가. 시간생물학이 우리 삶에 미치는 중요성Wie wir ticken. die Bedeutung der Chronobiologie für unser Leben》, DuMont, 2012
페터 슈포르크Peter Spork,《자연의 시계 활동. 시간생물학: 시간과 함께하는 삶Das Uhrwerk der Natur. Chronobiologie: Leben mit der Zeit》, Rowohlt Taschenbuch Verlag, 2004
미하엘 비덴Michael Wieden,《인력관리 분야에서의 시간생물학. 직원들의 생체리듬을 파악하라Chronobiologie im Personalmanagement. Wissen, wie Mitarbeiter ticken》, Springer Gabler, 2016
이 책들은 시간생물학 연구와 그 적용에 대한 개요를 제공하며, 특히 일상에서의 리듬에 대해 살펴볼 수 있다.

마르쿠스 페테르스Markus Peters,《건강한 심장. 심장은 어떻게 몸을 통제하고, 연결하며, 회복시키는가Gesundmacher Herz. Wie es uns steuert, verbindet und heilt》, VAK, 2016

생체의 리듬 조절기로서 심장의 역할과 크로노심전도에 대한 저자의 설명을 더했다.

• **건강과 수면**

막시밀리안 모저, 에르빈 토마Erwin Thoma, 《나무의 우아한 의학. 신구 지식을 통한 건강한 삶Die sanfte Medizin der Bäume. Gesund leben mit altem und neuem Wissen》, Servus, 2014

나무로 이루어진 환경이 인체에 얼마나 긍정적인 효과를 주는지에 대해 산림 전문가와 시간생물학자가 같이 쓴 책이다.

막시밀리안 모저, 《잣나무의 비밀. 수면 중 건강을 지키기Das Geheimnis der Zirbe. Gesund im Schlaf》, Servus, 2015

프로젝트 과정의 실제 이야기. 단단한 목재 가구와 잣나무 침대는 많은 이들의 관심을 끌어 많은 목수들이 새로운 삶을 시작할 수 있는 발판이 되었다.

페터 그뤼네발트, 막시밀리안 모저, 볼프강 구트베를레트Wolfgang Gutberlet, 《저항력을 통한 성장-회복 탄력성. 스트레스를 통해서 강력하고 건강해지기Wachsen am Widerstand-Adaptive Resilienz. Leistungsfähig und gesund auch unter Belastung》, W-E-G, 2015

회복 탄력성은 손상을 입지 않고 스트레스를 처리할 수 있는 능력이다. 이 책에는 현대사회에서 스스로의 회복 탄력성을 높이기 위한 여러 가지 방법을 설명한다.

위르겐 출라이Jürgen Zulley, 바르바라 크나프Barbara Knab,《작은 양들의 학교. 멋진 수면으로 가는 길Die kleine Schlafschule. Wege zum guten Schlaf》, Herder, 2011

잠을 잘 이루는 방법에 대한 실질적 조언을 담은 책이다.

- **요리와 발효**

아틸라 힐드만Attila Hildmann,《비건 초보를 위해-가장 쉽고 인기 있는 레시피가 담긴 요리책Vegan for Starters-Die einfachsten und beliebtesten Rezepte aus vier Kochbüchern》, Becker Joest Volk Verlag, 2015

아틸라 힐드만은 육식을 즐기는 이들이나 어린이들까지 즐길 수 있는 건강하고 맛있는 비건 레시피를 개발했다.

뤼터 마누엘라Rüther Manuela,《쓴맛-잊힌 미각. 아티초크에서 치커리까지. 건강과 맛을 위한 레시피Bitter-Der vergessene Geschmack. Von Artischocke bis Zichorie》, AT Verlag, 2016

설탕과 단맛이 우리를 둘러싸고 있는 요즘에는 적은 양이라
도 시거나 쓴 맛이 함유된 주요 항산화 식품을 섭취할 기회가 흔
치 않다. 이 책은 건강하고 쓴 맛을 내는 과일이나 허브를 이용해
맛있고 흥미로운 레시피를 만들어 우리의 잊힌 미각을 살려 준다.

산도르 엘릭스 카츠,《발효란 이렇게 단순하다So einfach ist
Fermentieren》, Kopp, 2014
발효식품은 우리 몸에 미생물 형성을 돕는 건강한 박테리아
로서 생체의 다양성과 안정성을 확보해 준다. 산도르 엘릭스 카츠
는 다양하고 맛있는 발효식품으로 된 훌륭한 레시피를 개발해서
이 책에 담았다.

임병희, 임병순,《김치-한국의 솔 푸드Kimchi-Die Seele der
koreanischen Küche》, Fackelträger, 2016
김치는 사우어크라우트의 한국 버전이라 할 수 있는데 훨씬
섬세하고 강렬한 맛을 간직하고 있다. 배추와 당근, 무와 여러 다
른 채소를 넣어서 발효시킨 음식이다. 풍미가 있는 발효 음식을
좋아한다면 이 책은 훌륭한 소개서가 될 수 있다.

주자네 피셔 리치Susanne Fischer-Rizzi,《와일드 키친. 야외에서 요리
하기Wilde Küche. Das grosse Buch vom Kochen am offenen Feuer》,

AT Verlag, 2011

제이미 올리버Jamie Oliver,《훌륭한 이탈리아 음식Genial italienisch》,
Dorling Kindersley, 2006

- **정원, 허브, 약용식물**

우르젤 뷔링Ursel Bühring,《약용식물 레시피. 프라이부르크 약용식
물학교의 레시피Heilpflanzenrezepte. Die besten aus der Freiburger
Heilpflanzenschule》, Ulmer, 2014
잘 알려진 약용식물을 활용한 레시피.

볼프디터 슈토를Wolf-Dieter Storl,《자족하는 사람. 나의 정원 가꾸기:
씨 뿌리고 모종 심고 거두기Der Selbstversorger. Mein Gartenjahr: Säen,
pflanzen, ernten》, GU, 2016
볼프디터 슈토를,《현관과 대문 사이의 약용 허브와 식물Heilkräuter
und Zauberpflanzen zwischen Haustür und Gartentor》, AT Verlag,
2005
볼프디터는 일화와 경험으로 가득 찬 흥미로운 정원 가꾸기
를 책에 담았는데 시간 가는 줄 모르고 읽게 된다.

주자네 피셔 리치,《야생과의 연결. 자연으로 가는 12가지 길: 자연 속
에서 힘을 기르고 안전하게 움직이기Mit der Wildnis verbunden: Zwölf

Wege in die Natur: Kraft schöpfen, sich sicher in der Natur bewegen》,
Cosmos, 2016

주자네 피셔 리치, 《땅의 의학: 약용식물의 힐링 효과, 레시피와 신
화Medizin der Erde: Heilanwendung, Rezepte und Mythen unserer
Heilpflanzen》, AT Verlag, 2010

주자네 피셔 리치는 평생을 자연과 긴밀한 관계 속에서 살아
왔다. 이 두 책을 통해 풍부한 경험을 들려준다.

엘리아네 치메르만Eliane Zimmermann, 《아로마 테라피. 에테르 식용
유의 힐링 파워Aromatherapie. Die Heilkraft ätherischer Pflanzenöle》,
Irisiana, 2016

유명한 아로마 테라피와 뛰어난 질병 예방과 테라피 방법. 이
방법으로 친구와 가족의 감기를 거뜬하게 예방할 수 있었다.

- **시간의 속도와 자신만의 시간**

미하엘 엔데, 《모모》, Thienemann Verlag, 1973

미하엘 엔데, 《네버엔딩 스토리Die unendliche Geschichte》, Thienemann
Verlag, 1979

시간은 영원 속의 리듬이다. 1973년 미하엘 엔데가 출간한 예
언적이고 감동적인 소설 《모모》는 시간의 속도에 따른 결과를 이
야기한다. 특히 후반부에 등장하는 이야기는 매우 흥미롭다.

페터 보르샤이트, 《템포바이러스. 속도의 문화사Das Tempo-Virus. Eine Kulturgeschichte der Beschleunigung》, Campus Verlag, 2004

로버트 러빈Robert Levine, 《시간의 지도. 문화가 시간을 다루는 방법 Eine Landkarte der Zeit. Wie Kulturen mit Zeit umgehen》, Piper, 1999

슈텐 나돌니Sten Nadolny, 《느림의 발견Die Entdeckung der Langsamkeit》, Piper, 1983

이 세 책은 모두 다른 관점, 다른 문화에서 시간을 다루는 방식을 이야기한다.

• 음악과 소리

트레버 콕스Trevor Cox, 《소리책. 놀라운 소리의 세상을 향한 여행Das Buch der Klänge. Eine Reise zu den akustischen Wundern der Welt》, Springer Spectrum, 2015

전문가와 함께하는 특별한 소리와 공간 경험을 통한 새로운 세상. 얼음 트럼펫부터 돌 실로폰, 속삭임의 갤러리와 놀라운 동물의 소리를 들려준다.

머리 셰이퍼, 《청각의 자극-듣기와 소리 내기를 위한 100가지 방식 Anstiftung zum Hören-100 Übungen zum Hören und Klänge Machen》, Breitkopf & Härtel, 2003

머리 셰이퍼는 사운드스케이프라는 단어를 발명했다. 우리

사회에서 침묵이 파괴되고 있음을 일깨운 최초의 책이다. 이 책을 통해 적극적으로 주변의 소리에 귀를 기울이고 의식적으로 음향적 풍경을 경험하는 법을 배울 수 있다.

- **초기 역사와 선사**

장 클로트Jean Clottes, 《동굴 예술Cave Art》, Phaidon, 2010

애석하게도 이 책은 현재 영어와 프랑스어로만 구할 수 있다. 이 책은 3만 년 전 유럽의 동굴에서 발전한 동굴 예술에 대한 흥미롭고도 훌륭한 책이다.

» 결론: 과학적 발견을 동화로 만든다면

이 책을 쓸 때 사람들이 여러 가지 제목을 제안했다. 나 또한 새로운 내용에 걸맞은 제목을 찾던 중이었고 '회복되는 시간'과 같은 시적인 제목을 마음에 품고 있었다. 밤에 책 표지의 첫 번째 초안을 본 뒤 나는 최대한 내용과 일치하는 제목을 열심히 마음속으로 탐색을 하다 마지막으로 제안된 제목을 받아들이기 전 잠이 들었다.

그러다 3시쯤 잠이 깨어 오랫동안 잠을 이루지 못했는데 몇 년 동안 자주 없던 일이었다. 반쯤 깨고 반쯤은 잠들어 있는 그 시간 동안 하나의 동화가 내 마음속에 떠올랐고 다음 날 아침에 나는 그것을 즉시 글로 옮겼다. 내가 쓴 동화가 여러분이 단 몇 시간이라도 고요한 시간을 누리는 데 도움이 되기를 바란다. 이야기는 그림 형제가 쓴《대부가 된 저승사자Gevatter Tod》의 첫 부분을 연상시킨다.

'눈송이 시간'이라는 아이디어가 그 불면의 시간 동안 내 머릿속에 떠올랐다. 그것은 우리가 어떻게 시간을 다양하고 풍요롭게 경험할 수 있는지를 보여 주었다. 몇 주 후 나는 희귀한 데자뷔를 맞이했다. 당시 막 출간된 논문에서 한 과학자가 처음으로 시간 결정Zeitkristall이라는 개념을 묘사했는데 그것은 공간 구조의 반복을 통해 존재하는 것이 아니라, 시간적 구조의 반복에 의한 즉 리듬의 반복에 의해 존재하게 되는 물질의 구조를 말한다. 친구가 나에게 그 기사를 보내 줬다.

나는 이 물리학자가 시간생물학 분야에서 우리가 수년 동안 연구했던 그 무엇을 생물학적 영역에서 발견했다는 사실을 깨달았다. 바로 유기체의 시간 결정이다! 생물학적 리듬이 모여서 시간 결정이라고 부를 수 있는 하나의 시간 유기체를 형성하며 이를 좀 더 시적으로 표현하면 '눈송이 시간'으로 부를 수 있다.

· **눈송이 시간**

그리 오래되지 않은 옛날 너무나 할 일이 많은 한 남자가 살고 있었다. 너무 할 일이 많았던 그는 여기저기를 돌아다녀야 했고 수많은 약속과 모임에 참석해야 했다. 어린 시절에 꿈꾸던 모든 것은 아주 오래전에 완벽하게 잊혔다. 그의 삶은 너무나 짧은 듯이 느껴졌고 모든 것이 쏜살같이 지나갔다. 다른 한편으로는 그 시간들이 끝없이 지루해서 그가 손꼽아 기다리던 휴가철은 영영 오지 않을 것처럼 느껴졌다.

어느 날 밤 그는 꿈을 꾸었다. 커다란 동굴 안에는 크고 작은 수많은 촛불이 일렁이고 있었다. 어떤 초는 밝고 강하게 빛나고 있었고, 또 어떤 초는 작고 가냘프게 빛나고 있었으며 나머지는 거의 꺼져 가고 있었다. 그는 동굴 속을 돌아다니며 초를 하나하나 확인하다가 초에 이름이 새겨진 것을 발견했다. 곧 그는 친구들과 지인의 이름이 새겨진 초 무더기를 보게 되었다.

가까이 가서 살펴보니 자신의 이름이 새겨진 초가 있었다. 초는 튼튼하고 컸지만 촛불은 너무나 희미해서 곧 꺼질 것만 같았다.

땀에 흠뻑 젖어서 그는 깨어났고 무척 피곤했지만 다시 잠들기가 어려웠다. 그날 새벽까지 그는 꿈의 의미에 대해 곰곰이 생각했고 마침내 자신의 인생을 위해 무엇인가를 해야겠다는 결심을 했다. 그날 아침부터 그는 며칠 동안 직장을 쉴 수 있는 방법을 궁리했다. 그리고 며칠의 휴가를 얻어서 오지의 숲속을 가로지르는 자전거 하이킹에 합류하기로 했다. 하이킹 동안에는 해가 뜨고 지는 리듬에 따라 매우 단순한 생활을 해야 하는데 휴대폰도 전기도 사용하지 않으며 식사도 스스로 간단하게 준비해서 해결해야 된다. 그는 자연스럽게 그 흐름을 따르기로 했다.

하이킹 첫날 그는 그동안 누려 온 현대의 편리한 삶을 한꺼번에 포기하는 것이 그리 쉽지 않다는 것을 깨달았다. 하지만 곧 그는 자신 안에서 생명력이 되살아나는 것을 느꼈고 나뭇가지 사이를 재잘거리며 날아다니는 새들에게서 기쁨을 느끼고 졸졸 흐르는 시냇물을 마시는 즐거움을 누릴 수 있게 되었다. 목이 마르면 신선한 소나무잎을 따서 기분 좋은 떫은맛을 느끼며 다음 식사 때까지 배고픔도 잠재울 수 있었다. 그는 비로소 수 세기 동안 세상을 여행하던 사람들이 누렸던 그 모든 것들을 되찾을 수 있었다. 저녁이 되면 완전히 탈진해 쉽게 곯아떨어져 잠들었다. 아침이 되면 꿈조차 기억나지 않았다.

하이킹 마지막 날 그는 다시 꿈을 꾸었다. 큰 도시의 한 모퉁이에 서서 그는 어떤 장소를 애타게 찾고 있었다. 하늘에서 커다란 눈송이가 펄펄 내리고 가게가 크리스마스 분위기로 장식되어 있는 걸 보니 크리스마스 시즌인 것 같았다. 그는 약속 장소로 가야겠다고 생각했지만 그곳이 어딘지를 찾을 수 없었다. 그때 거리 한 모퉁이에서 한 손에는 그림 카드 뭉치를, 다른 손에는 동전이 담긴 모자를 든 작은 소녀가 나타났다. 급하게 지나가던 그는 문득 소녀가 자신을 빤히 보고 있다는 사실을 깨달았다. 그는 주머니에서 동전을 꺼내어 소녀의 모자 안에 던져 넣었다.

소녀는 살짝 고개 숙여 감사의 인사를 전하고 말했다. "잠깐만요, 아저씨. 제가 보여 드릴 게 있어요." 그런 다음 소녀는 바닥에서 그림 카드 한 장을 주워서 그에게 보여 주었다. "혹시 눈송이를 자세히 본 적이 있으세요?" 검은색으로 된 카드의 한가운데에는 커다란 눈송이가 빛나고 있었다. "자세히 한번 보세요. 눈송이의 한쪽 끝에서 다른 쪽 끝까지 이르는 길은 아주 짧아요. 하지만 눈송이 끄트머리 하나하나를 다 더듬어 가다 보면 그 길 안에서 수많은 것을 만나게 될 거예요."

남자는 다시 깨어났다. 하지만 이번에는 매우 중요한 무엇인가를 깨달은 듯한 느낌이 들었다. 더 이상 약속 장소를 찾아 헤맬 필요가 없었다. 비로소 자신에게 도달했기 때문이었다. 그가 찾아 헤매던 것은 거대한 어떤 것이 아니라 아주 소소한 것이었다. 그의 삶은 눈송이 하나에 모두 담겨 있었다. 그는 정신없이 바쁘게 눈송이 이곳저곳을 살펴보는 삶을 선택할 수도 있고, 느긋한 시간을 보내며 모서리 하나하나를 살펴보고 그것들의 아름다움을 만끽하는 삶을 선택할 수도 있다. 후자를 선택한다고 해서 삶이 더 오래 연장된다고는 누구도 확실히 말할 수 없다. 하지만 삶의 질이 훨씬 좋아진다는 것은 장담할 수 있다.

그리하여 남자는 그때부터 지그재그로 바삐 오가는 삶 대신 눈송이의 삶을 선택하기로 마음먹었다. 어느 때 어떤 순간에도 느긋하게 살기로 한 것이다. 자전거 하이킹을 하듯 삶의 속도를 조절하고, 리드미컬하게 이끌어 가기로 결심했다. 살아가는 동안 무엇을 마주치더라도 자세히 들여다보며 그 안의 아름다움을 즐기기로 한 것이다.

감사의 글

이 책을 쓰기까지 도움을 준 많은 사람에게 감사의 말을 전한다. 많은 대화와 경험을 같이 나눈 나의 아내 일로나Ilona와 내 아이들, 아나Anna, 슈테판Stephan, 라파엘Raphael과 미리암Miriam과 아이미Aimi 그리고 지치지 않는 열정과 책임감으로 연구 작업을 함께한 인간연구소의 직원들(디트마어 메세르슈미트Dietmar Messerschmidt, 안드레아 최빙거Andrea Zöbinger를 비롯하여 헌신적이고 열정적인 젊은 동료들에게 감사드린다), 또한 과학자, 예술가 친구들, 데이비드 아우어바흐David Auerbach와 디트리히 폰 보닌, 레오폴트 도르퍼Leopold Dorfer, 페터 그뤼네발트, 볼프강 칼루스Wolfgang Kallus, 아르카디 피코프스키Arkady Pikovsky, 미샤 로젠블룸Mischa Rosenblum, 볼프강 샤트Wolfgang Schad, 클라우스 슈

레플러Klaus Schrefler, 마르틴 귄터 슈테르너Martin-Günter Sterner 이들 모두와 함께한 프로젝트와 여러 가지 대화가 모여서 모자이크와도 같은 이 책이 탄생할 수 있었다.

또한 책이 만들어지는 과정에서 참을성 있게 나를 도와주고 격려해 준 울스타인/알레그리아 출판사의 훌륭한 팀원들, 잔드라 크제히Sandra Czech와 다아네 칠리게스Diane Zilliges에게 감사를 전한다. 생체리듬에 대한 깊은 이해에 도달할 수 있도록 수많은 대화를 함께 나누고 연구 기금을 마련하기 어려운 상황에서도 포기하지 않도록 나에게 힘을 준 친구들, 롤란트 아틀만Roland Adlmann, 귄터 부른도르퍼Günther Burndorfer, 귄터 게칭거Günter Getzinger, 볼프강 구트베를레트Wolfgang Gutberlet, 토마스 하슬러 Thomas Hassler, 고트프리트 야우펜탈러Gottfried Jaufenthaler, 미하엘 레호퍼, 마리오 마이르호퍼Mario Mayrhoffer, 헬무트 바그너 Helmut Wagner와 마리아 차이슬러Maria Zeisler에게도 감사를 드린다.

자연 속에 둘러싸이지 않으면 인간은 어떻게 될까? 이 귀한 주제에 대해 나는 약용 허브와 자연 모니터링, 그리고 마음 챙김에 집중하며 살아온 사람들에게서 여러 가지 조언을 받았다. 울리케 발데사리니Ulrike Baldessarini, 위르겐Ürgen, 프란치스카 게르차베크Franziska Gerzabek, 울리케 뫼데른도르퍼Ulrike Möderndorfer, 한스Hans, 잔드라 뮐레거Sandra Müllegger, 레나토 스트라스만

Renato Strassmann에게 감사의 말을 전한다.

시간생물학으로의 내 여정은 1989년 아우스트로미어Austromir 프로젝트와 함께 시작되었다. 우주 실험을 위한 준비를 2년 만에 끝내고 1991년에 실험도 성공적으로 끝낼 수 있었던 것은 도움을 준 이들 덕분이었다. 이 자리에서 나는 이들에게 감사를 전하고 싶다. 오스트리아의 오이겐 갈라슈Eugen Gallasch와 유리 가가린 Yuri Gagarin이 학생 시절에 최초의 우주 캡슐에 탑승할 수 있도록 도움을 준 러시아의 우주의학자인 로만 마르코비치 바에프스키 지Roman Markovich Baevskij에게 고마움을 전한다. 또한 직업 건강 증진 프로젝트의 주축이 되어 준 바우피트의 팀원들(에리히 바타Erich Bata, 로제마리 레뤼히Rosemarie Rerych, 노르베르트 빙커)에게 고마움을 전한다. 이들로 인해 내가 얻은 소중한 통찰의 시간을 시간치료학이라는 분야에 적용하고 부분적으로나마 이 책에 소개할 수 있었다.

마지막으로 그라츠 의과대학 생리학 연구소의 아니타 에르틀 Anita Ertl, 난두 고스바미Nandu Goswami, 아니 그리스Anni Gries, 안드레아 올셰프스키Andrea Olschewski, 다니엘 슈네디츠Daniel Schneditz에게 감사드린다. 이들은 자신들의 연구 영역에서 다양한 학제 간 프로젝트를 수행하는 데 큰 역할을 했다.

오늘날 과학계에서 일하는 모든 사람은 현재의 발견을 가능하게 한 기초 작업을 담당하는 거인들과도 같다. 연구의 의미가 서서히 전파되면서 수많은 시간생물학 발견의 기초가 된 마르부르크 연구소Marburg Institute와 함께 훌륭한 연구를 해낸 거인 군터 힐데브란트에게 감사드리고 싶다. 마지막으로 생리학 연구소의 선구자이자 그라츠 대학교 의학부 학장인 토마스 케너Thomas Kenner는 특유의 너그러움과 관대함으로 온갖 악조건에 미친 짓이라는 조롱까지 감수하며 우리의 프로젝트에 도움을 주었다.

친애하는 독자 여러분께서 혹시라도 우리의 연구에 관심을 갖고 있다면 연구소 웹사이트(*www.humanresearch.at*)를 통해 도움을 주시기 바란다.

참고문헌

저자 서문

J. Aschoff, "Circadian Rhythms in Man", Science, 1965, 148(3676): pp. 1427~1432.

M. J. Blaser, "Antibiotic use and its consequences for the normal microbiome", Science, 2016, 352(6285): pp. 544~545.

G. C. Brainard, J. P. Hanifin, "Photons, clocks, and consciousness", J Biol Rhythms, 2005, 20(4): pp. 314~325.

G. C. Brainard, J. P. Hanifin, M. D. Rollag, "Human melatonin regulation is not mediated by the three-cone photopic visual system", J Clin Endocrinol Metab, 2001, 86(1): pp. 433~436.

F. Halberg, "Circadian (about twenty-four-hour) rhythms in experimental medicine", Proc R Soc Med, 1963, 56: pp. 253~257.

G. Hildebrandt, M. Moser, M. Lehofer, Chronobiologie und Chronomedizin, Weiz: gesundheitsleitsystem, 2013.

S. W. Lockley, G. C. Brainard, G. C. C. A.Czeisler, "High sensitivity of the human circadian melatonin rhythm to resetting by short wavelength light", J Clin Endocrinol Metab, 2003, 88(9): pp. 4502~4505.

S. P. Megdal, C. H. Kroenke, F. Laden, et al., "Night work and breast cancer risk: a systematic review and meta-analysis", Eur J Cancer, 2005, 41(13): pp. 2023~2032.

M. Moser, M. Fruhwirth, T. Kenner, "The symphony of life. Importance, interaction, and visualization of biological rhythms", IEEE Eng Med Biol Mag, 2008, 27(1): pp. 29~37. [published Online First: 2008/02/14]

M. Moser, K. Schaumberger, E. Schernhammer, "Cancer and Rhythm", Cancer Causes Control, 2006, 17(4): pp. 483~487.

T. M. Pedersen, J. Stokholm, J. Thorsen, "Antibiotics in Pregnancy Increase Children's Risk of Otitis Media and Ventilation Tubes", J Pediatr, 2017, 183: pp. 153~158 e1.

G. E. Pickard, P. J. Sollars, "Intrinsically photosensitive retinal ganglion cells", Sci China Life Sci, 2010, 53(1): pp. 58~67. f

V. Rafnsson, J. Hrafnkelsson, H. Tulinius, "Incidence of cancer among commercial airline pilots", Occup Environ Med, 2000, 57(3): pp. 175~179.

T. Rees, M. Blaser, "Waking up from antibiotic sleep", Perspect Public Health, 2016, 136(4): pp. 202~204.

J. Semba, M. Toru, N. Mataga, "Twenty-four hour rhythms of norepinephrine and serotonin in nucleus suprachiasmaticus, raphe nuclei locus coeruleus", Sleep, 1984, 7(3): pp. 211~218.

R. G. Stevens, J. Hansen, G. Costa, "Considerations of circadian impact for defining shift work in cancer studies: IARC Working Group Report", Occup Environ Med, 2011, 68(2): pp. 154~162.

W. Amelung, G. Hildebrandt, Balneologie und medizinische Klimatologie 1 – 2, Springer, 1985.

D. Baylis, D. B. Bartlett, H. P. Patel, "Understanding how we age: insights into inflammaging", Longev Healthspan, 2013, 2(1): p. 8.

R. Béliveau, D. Gingras, H. van Laak, Krebszellen mögen keine Himbeeren: Nahrungsmittel gegen Krebs. Das Immunsystem stärken und gezielt vorbeugen, Kösel, 2017.

D. Belstrom, P. Holmstrup, A. Bardow, "Temporal Stability of the Salivary Microbiota in Oral Health", PLoS One, 2016, 11(1): e0147472.

D. Bjerklie, "Health: Does Poetry Make The Heart Grow Stronger?", Time, 2004(Aug, 2), 2004.

J. Budwig, Oil and protein diet, Sensei, 2010.

M. J. Bull, N. T. Plummer, "Part 1: The Human Good Microbiome in Health and Disease", Integr Med(Encinitas), 2014, 13(6): pp. 17~22.

T. M. Burke, R. R. Markwald, A. W. McHill, "Effects of caffeine on the human circadian clock in vivo and in vitro", Sci Transl Med, 2015, 7(305): 305ra146.

M. R. Carrapato, A. M. Ferreira, T. Wataganara, "Cesarean section: the pediatricians views", J Matern Fetal Neonatal Med, 2016, pp. 1~5.

H. Caspers, "Spawning periodicity and habitat of the palolo worm Eunice viridis(Polychaeta: Eunicidae) in the Samoan Islands", Marine Biology, 1984, 79(3): pp. 229~236.

A. Chandrasekaran, M. D. Idelchik, J. A. Melendez, "Redox control of senescence and age-related disease", Redox Biol, 2017, 11: pp. 91~102.

J. C. Clemente, E. C. Pehrsson, M. J. Blaser, The microbiome of uncontacted Amerindians", Sci Adv, 2015, 1(3).

A. Collen, Die stille Macht der Mikroben: Wie wir die kraftvollsten Gesundmacher bei der Arbeit unterstützen können, Riemann, 2015.

B. Cunliffe, By Steppe, Desert and Ocean: The Birth of Eurasia, Oxford University Press, 2014.

D. Cysarz, D. Bonin, H. Lackner, "Oscillations of heart rate and respiration synchronize during poetry recitation", Am J Physiol Heart Circ Physiol, 2004, 287(2): H579~H87.

W. C. Dement, Der Schlaf und unsere Gesundheit, Limes, 2000.

K. -P. Endres, W. Schad, Biologie des Mondes. Mondperiodik und Lebensrhythmen, S. Hirzel, 1997.

B. Fagan, Cro-Magnon: Das Ende der Eiszeit und die ersten Menschen, Theiss, 2012.

C. M. FitzGerald, "Do enamel microstructures have regular time dependency? Conclusions from literature and a large-scale study", J Hum Evol, 1998, 35(4-5): pp. 371~386.

S. Fleishman, "Insomnia: Medicalization of sleep may be needed", Nature, 2012, 491(7425): 527.

L. Fu, N. M. Kettner , "The circadian clock in cancer development and therapy", Prog Mol Biol Transl Sci, 2013, 119: pp. 221~282.

S. Goel, A. H. Wong, R. K. Jain, "Vascular normalization as a therapeutic strategy for malignant and nonmalignant disease", Cold Spring Harb Perspect Med, 2012, 2(3): a006486.

M. W. Gray, "Lynn Margulis and the endosymbiont hypothesis: 50 years later", Mol Biol Cell, 2017, 28(10): pp. 1285~1287.

F. Hakim, Y. Wang, S. X. Zhang, "Fragmented sleep accelerates tumor growth and progression through recruitment of tumor-associated macrophages and TLR4 signaling", Cancer Res, 2014, 74(5): pp. 1329~1337.

P. R. Hope, G. Jones, "Warming up dinner: torpor and arousal in hibernating Natterer's bats (Myotis nattereri) studied by radio telemetry", J Comp Physiol B, 2012, 182(4): pp. 569~578.

R. A. Hut, H. Dardente, S. J. Riede, "Seasonal timing: how does a hibernator know when to stop hibernating?", Curr Biol, 2014, 24(13): R602-5.

J. J. Iliff, M. Nedergaard, "Is there a cerebral lymphatic system?", Stroke, 2013, 44(6 Suppl 1): S93-5.

P. F. Innominato, S. Giacchetti, G. A. Bjarnason, et al. "Prediction of overall survival through circadian rest-activity monitoring during chemotherapy for metastatic colorectal cancer", Int J Cancer, 2012, 131(11): pp. 2684~2692.

M. Kathleen, This is our brain on parasites, Boston: Houghton Mifflin Harcourt, 2016.

E. A. Kennedy, J. Connolly, J. O. Hourihane, "Skin microbiome before development of atopic dermatitis: Early colonization with commensal staphylococci 2 months is associated with a lower risk of atopic dermatitis at 1 year", J Allergy Clin Immunol, 2017, 139(1): pp. 166~172.

L. K. Kent, P. A. Shapiro, "Depression and related psychological factors in the heart disease", Harv Rev Psychiatry, 2009, 17(6): pp. 377~388.

N. Kleitman, G. Engelmann, "The development of the diurnal (24-hour) sleep-wakefulness rhythm in the infant", Acta Med Scand Suppl, 1955, 307: P. 106.

Paul J. Kothes, Sie wartet schon vor deiner Tür, J. Kamphausen in J. Kamphausen Media Group GmbH, 2006.

B. Kralemann, M. Fruhwirth, A. Pikovsky, A. et al., "In vivo cardiac phase response curve elucidates human respiratory heart rate variability", Nat Commun, 2013, 4: p. 2418.

S. Lagerlöf, Nils Holgerssons wunderbare Reise mit den Wildgänsen, Anaconda, 2011.

K. Langbein, S. Wolner, M. Moser, Film: Künstliche Zeit und innere Uhr: Wie unser Leben aus dem Takt gerät(51 min), Wien, 2015.

R. Louv, Das letzte Kind im Wald: Geben wir unseren Kindern die Natur zurück!, Herder spectrum, 2013.

M. Machatschek, Nahrhafte Landschaft 1 – 4, Wiem: Böhlau, 2004ff.

B. S. Main, M. R. Minter, "Microbial Immuno-Communication in Neurodegenerative Diseases", Front Neurosc, 2017, 11: p. 151

L. Margulis, "Symbiosis and evolution", Sci Am, 1971, 225(2): pp. 48~57.

L. Margulis, "The microbes' contribution to evolution", Biosystems, 1975, 7(2): pp. 266~292.

R. Mitchell, F. Popham, "Effect of exposure to natural environment on health inequalities: an observational population study", Lancet, 2008, 372(9650): pp. 1655~1660.

M. Moser, M. Fruhwirth, R. Penter, et al., "Why life oscillates – from a topographical towards a functional chronobiology", Cancer Causes Control, 2006, 17(4): pp. 591~599. [온라인 출간: 2006/04/06]

M. Moser, D. F. Kripke, "Insomnia: More trials needed to assess sleeping pills", Nature, 2013, 493(7432): P. 305.

M. Moser, M. Lehofer, G. Hildebrandt, G. et. al., "Phase and frequency coordination of cardiac and respiratory function", Biol Rhythm Res, 1995, 26(100-11): pp. 100~111.

M. Moser, M. Lehofer, A. Sedminek, A. et. al., "Heart rate variability as a prognostic tool in cardiology. A contribution to the problem from a theoretical point of view", Circulation, 1994, 90(2): pp. 1078~1082. [온라인 출간: 1994/08/01]

M. Moser, R. Penter, M. Fruehwirth, et. al., "Why life oscillates – biological rhythms and health", Conf Proc IEEE Eng Med Biol Soc, 2006, 1: pp. 424~428.

M. Moser, E. Thoma, Die sanfte Medizin der Bäume: Gesund leben mit altem und neuem Wissen, Servus Verlag, 2014.

L. Nasrollah, C. Maradey-Romero, L. K, Jha, et. al., "Naps are associated more commonly with gastroesophageal reflux, compared with nocturnal sleep", Clin Gastroenterol Hepatol, 2015, 13(1): pp. 94~99.

D. Ornish, Die revolutionäre Therapie: Heilen mit Liebe. Krankheiten ohne Medikamente überwinden, Goldmann Verlag, 2001.

E. Ortiz-Tudela, A. Mteyrek, A. Ballesta, et. al., "Cancer chronotherapeutics: experimental, theoretical, and clinical aspects", Handb Exp Pharmacol, 2013, (217): pp. 261~288.

O. Palesh, A. Aldridge-Gerry, A. Ulusakarya, et al., "Sleep disruption in breast cancer patients and survivors", J Natl Compr Canc Netw, 2013, 11(12): pp. 1523~1530.

V. Peskov, Ermites dans la Taïga(French), Actes Sud, 1995.

M. Peters, Gesundmacher Herz: Wie es uns steuert, verbindet und heilt. Der geniale Impulsgeber für Körper und Seele, VAK, 2016.

L. Pollmann, "Wound healing - a study on circaseptan reactive periodicity", Chronobiol Int, 1984, 1(2): pp. 151~157.

L. Pollmann, G. Hildebrandt, "Long-term control of swelling after maxillo-facial Surgery: a study of circaseptan reactive periodicity", Int J Chronobiol, 1982, 8(2): pp. 105~114.

S. M. Rajaratnam, L. K. Barger, S. W. Lockley, et al., "Sleep disorders, health, and safety in police officers", JAMA, 2011, 306(23): pp. 2567~2578.

S. A. Rivkees, "Developing circadian rhythmicity in infants", Pediatrics, 2003, 112(2): pp. 373~381.

T. Roenneberg, T. Kuehnle, P. P. Pramstaller, et al.,"A marker for the end of adolescence", Curr Biol, 2004, 14(24): R1038-9.

Antoine de Saint-Exupérie, Die Stadt in der Wüste, Karl Rauch Verlag, 2009, ©1956 and 2009 Karl Rauch Verlag, Dusseldorf

T. R. Sampson, J. W. Debelius, T. Throne, et al., "Good Microbiota Regulate engine Deficits and Neuroinflammation in a Model of Parkinson's Disease", Cell, 2016, 167(6): pp. 1469~1480 e12.

R. Schandry, Textbook of Psychophysiology(Lehrbuch der Psychophysiologie), 2. überarbeitete und erweiterte Auflage ed, Psychology Publishing Union, 1989.

M. E. Schmidt, J. Semik, N. Habermann, et al., "Cancer-related fatigue shows a stable association with diurnal cortisol dysregulation in breast cancer patients", Brain Behav Immun, 2016, 52: pp. 98~105.

F. Schiller, Gedichte, Klett, 1795.

F. Seyfert, Phänologie, VerlagsKG Wolf, 2007.

P. Shaw, D. Greenstein, J. Lerch, et al., "Intellectual and Cortical Development in children and adolescents", Nature, 2006, 440(7084): pp. 676~679.

M. Shimozuru, A. Nagashima, J. Tanaka, dt al., "Seasonal changes in the expression of energy metabolism-related genes in white adipose tissue and skeletal muscle in female Japanese black bears", Comp Biochem Physiol B Biochem Mol Biol, 2016, 196-197: pp. 38~47.

J. Spitz, Vitamin D: Das Sonnenhormon, Mankau Verlag, 2014.

G. B. Stefano, J. Samuel, R. M. Kream, "Antibiotics May Trigger Mitochondrial Dysfunction Inducing Psychiatric Disorders", Med Sci Monit, 2017, 23: pp. 101~106.

K. Stoknes, F. Scholwin, W. Krzesinski, et al., "Efficiency of a novel 'Food to waste to food'system including anaerobic digestion of food waste and cultivation of vegetables on digestate in a bubble-insulated greenhouse", Waste Manag, 2016, 56: pp. 466~476.

W. Streffer, Magie der Vogelstimmen: Die Sprache der Natur verstehen lernen,

Freies Geistesleben, 2005.

W. Streffer, Klangsphären: Motive der Autonomie im Gesang der Vögel, Freies Geistesleben, 2009.

E. Tolle, Jetzt! Die Kraft der Gegenwart, Kamphausen, 2010.

H. Tremlett, K. C. Bauer, S. Appel-Cresswell, et al., "The gut microbiome in human neurological disease: A review", Ann Neurol, 2017, 81(3): pp. 369~382.

A. Vesalius, De humani corporis fabrica libri septem, Basel: Johannes Oporinus, 1543.

R. M. Voigt, C. B. Forsyth, S. J. Green, et al., "Circadian Rhythm and the Gut Microbiome", Int Rev Neurobiol, 2016, 131: pp. 193~205.

R. M. Voigt, C. B. Forsyth, S. J. Green, et al., "Circadian disorganization alters intestinal microbiota", PLoS One, 2014, 9(5): e97500.

K. L. Wahlstrom, A. T. Berger, R. Widome, "Relationships between school start time, sleep duration, and adolescent behaviors", Sleep Health, 2017, 3(3): pp. 216~221.

I. D. Yalom, In die Sonne schauen. Wie man die Angst vor dem Tod überwindet, btb publishing house, 2010.

T. Yatsunenko, F. E. Rey, M. J. Manary, et al., "Human gut microbiome viewed across age and geography", Nature, 2012, 486(7402): pp. 222~227.

https://www.urmu.de/de/Museum+Steinzeith%C3%B6hlen/Steinzeith%C3%B6hlen/Gei%C3%9Fenkl%C3%B6sterle-(Achtal)

http://www.knochenfloeten.de/geschichte.html [accessed 18.06.2017].

2장 나만의 리듬으로 시작하는 건강하고 탄력 있는 삶

AUVA, BAUfit Beratungs-und Trainingsprogramme für Baufirmen. Endbericht, Wien, 2000.

P. Borscheid, Das Tempo-Virus. Eine Kulturgeschichte der Beschleunigung, Campus Verlag, 2004.

M. Chia, Tao Yoga des Heilens: Die Kraft des Inneren Lächelns, Ansata, 1991.

Die Blumenuhr, Thorbecke, 2012.

R. A. Emmons, M. E. McCullough, "Counting blessings versus burdens: an experimental investigation of gratitude and subjective well-being in daily life", J Pers Soc Psychol, 2003, 84(2): pp. 377~389.

M. Ende, Momo, Thienemann Verlag, 1973.

S. Fischer-Rizzi, Himmlische Düfte: Das grosse Buch der Aromatherapie, AT Verlag, 2014.

J. Griffiths, Zeit der Venus, Rütten & Loening, 1999.

P. Grünewald, M. Moser, W. Gutberlet, Wachsen am Widerstand – Adaptive Resilienz: Leistungsfähig und gesund auch unter Belastung, W-E-G, 2015.

G. Hildebrandt, "Phase manipulation, shift work, and jet lag: an overview", Prog Clin Biol Res, 1987, 227B: pp. 377~390.

G. Hildebrandt, "Outline of chronohygiene", Chronobiologia, 1976, 3(2): pp. 113~127.

M. E. McCullough, J. A. Tsang, R. A. Emmons, "Gratitude in intermediate affective terrasource: left of grateful moods to individual differences and daily emotional experience", J Pers Soc Psychol, 2004, 86(2): pp. 295~309.

M. Moser, Das Geheimnis der Zirbe. Gesund im Schlaf, Servus-Verlag, 2015.

R. Müller, Die geheime Sprache der Vögel. Den Vögeln lauschen, sich berühren lassen, von ihnen lernen, AT Verlag, 2010.

M. R. Schafer, Soundscape, Inner Traditions Bear & Comp, 1999.

J. Young, Handbuch für Mentoren/Mit dem Coyote-Guide zu einer tieferen Verbindung zur Natur: Grundlagen der Wildnispädagogik, Biber-Verlag, 2014.

J. Young, What the Robin Knows: How Bird Reveal the Secrets of the Natural World, Houghton Mifflin Harcourt, 2012.

3장 리듬 있는 생활을 위한 도구와 자원

G. C. Brainard, J. P. Hanifin, B. Warfield, et al., "Short-wavelength enrichment of polychromatic light enhances human melatonin suppression potency", J Pineal Res, 2015, 58(3): pp. 352~361.

P. Gringras, B. Middleton, DJ. Skene, et al., "Bigger, Brighter, Bluer-Better? Current Light-Emitting Devices - Adverse Sleep Properties and Preventative Strategies", Front Public Health, 2015, 3: p. 233

M. Hatori, C. Gronfier, R. N. Van Gelder, et al., "Global Rising of Potential Health hazards caused by blue light-induced circadian disruption in modern aging societies", NPJ Aging Mech Dis, 2017, 3: 9

Ernst Reinhardt, Gedankensprünge: Aphorismen, Friedrich Reinhardt Verlag, 2003, © 2003 Friedrich Reinhardt Verlag, Basel. P. 25.

Y. Touitou, D. Touitou, A. Reinberg, "Disruption of adolescents circadian clock: The vicious circle of media use, exposure to light at night, sleep loss and risk behaviors", J Physiol Paris. 2017.

Y. Touitou, A. Reinberg, D. Touitou. "Association between light at night, melatonin secretion, sleep deprivation, and the internal clock: Health impacts and Mechanisms of circadian disruption", Life Sci, 2017, 173: pp. 94~106

안 아프게 백년을 사는 생체리듬의 비밀

노벨의학상이 밝힌 식사, 수면, 휴식의 규칙

1판 1쇄 발행 2019년 2월 27일
1판 3쇄 발행 2019년 5월 8일

지은이 막시밀리안 모저
옮긴이 이덕임
감수자 조세형
펴낸이 고병욱

기획편집실장 김성수 **책임편집** 김경수 **기획편집** 허태영
마케팅 이일권 송만석 현나래 김재욱 김은지 이애주 오정민
디자인 공회 진미나 백은주 **외서기획** 엄정빈
제작 김기창 **관리** 주동은 조재언 **총무** 문준기 노재경 송민진 우근영

펴낸곳 청림출판(주)
등록 제1989-000026호

본사 06048 서울시 강남구 도산대로 38길 11 청림출판(주)
제2사옥 10881 경기도 파주시 회동길 173 청림아트스페이스
전화 02-546-4341 **팩스** 02-546-8053
홈페이지 www.chungrim.com
이메일 cr2@chungrim.com
페이스북 https://www.facebook.com/chusubat

ISBN 979-11-5540-143-9 03510